国際薬膳師／中医薬膳師
大竹宗久

発酵×薬膳

心と体をスッキリ整える楽チンレシピ

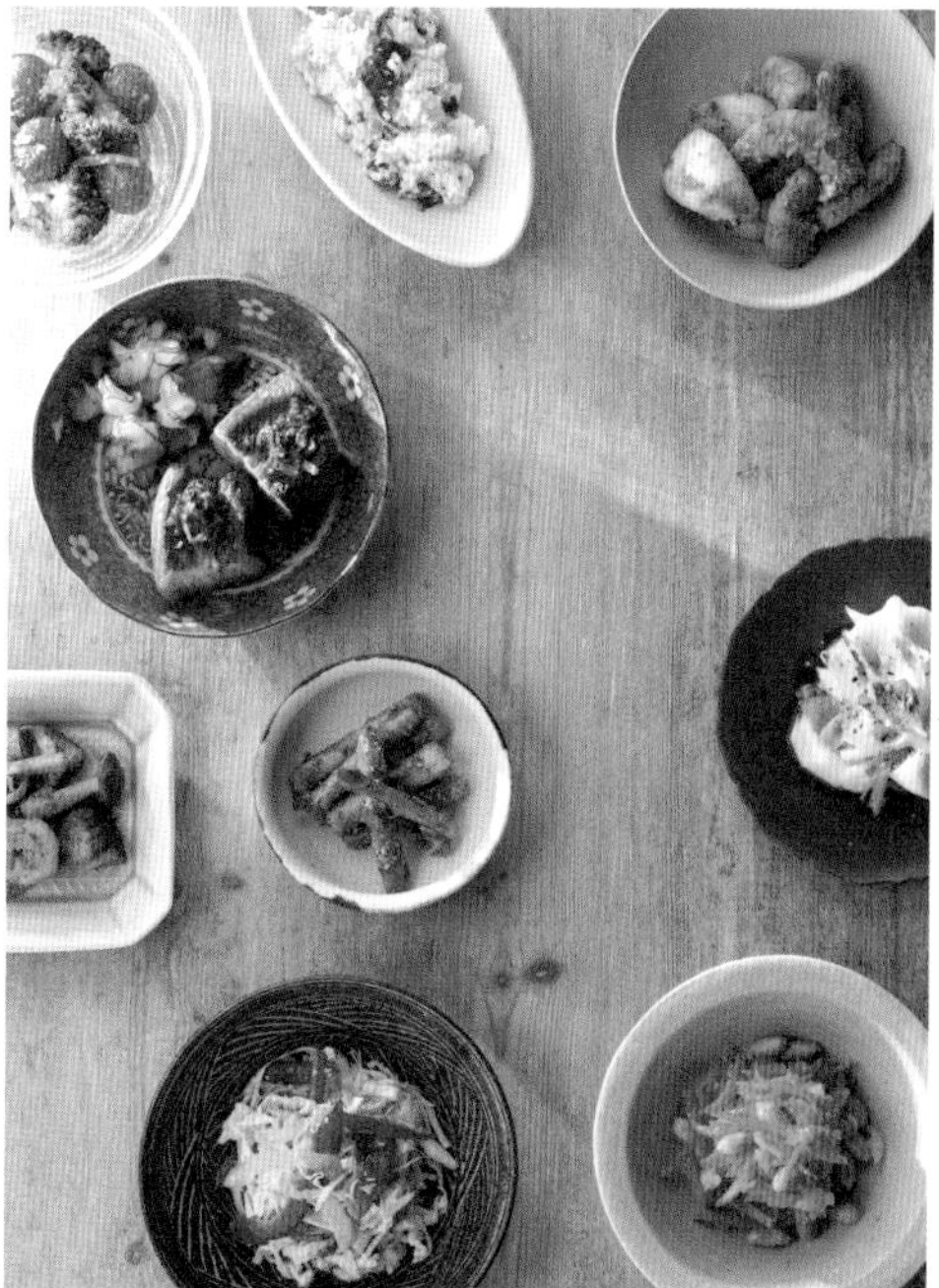

三笠書房

はじめに

皆様、はじめまして。国際薬膳師、中医薬膳師の大竹宗久です。

私は神奈川県平塚市でそば店を営むかたわら、薬膳料理、薬膳茶、みそや麹などの発酵食講座を開催。多くの方に発酵×薬膳の世界を楽しんでいただく活動をしています。

私が発酵や薬膳に興味をもったのは、息子の食物アレルギーがきっかけでした。

ある日を境に、生まれたばかりの長男の体じゅうに湿疹《しっしん》が出て、病院では乳糖アレルギーと診断されました。

職業柄、それまでも食材選びには気を遣っていました。でも、息子のアレルギー体質をなんとか改善したい！　と、よりいっそう「食」の勉強に本腰を入れるようになったのです。

学んでいくうちに気づいたのが、腸内環境を整えることの大切さでした。

今でこそ「腸活」という言葉も聞くようになりましたが、健康を大きく左右する

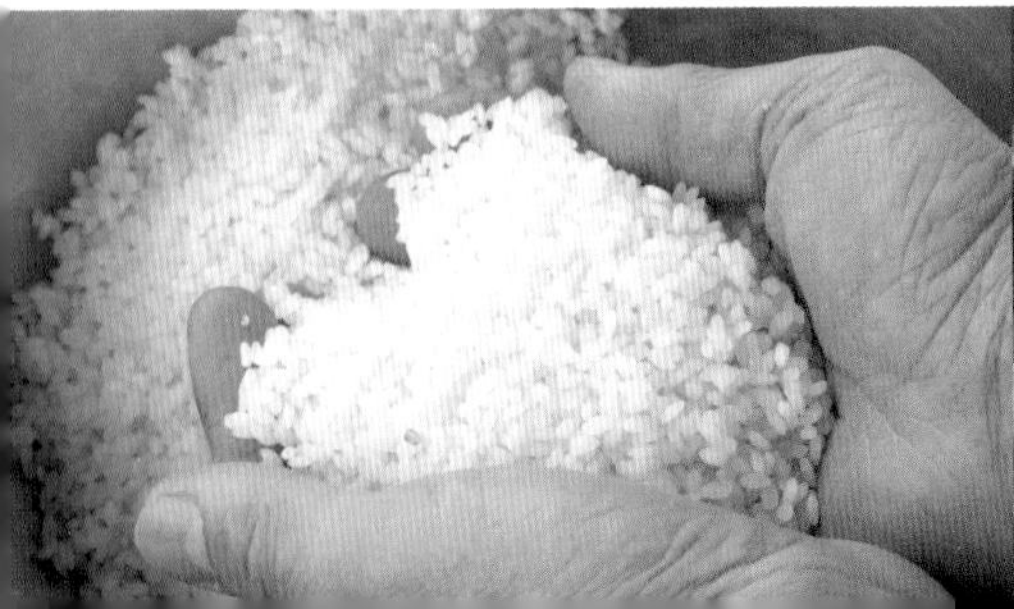

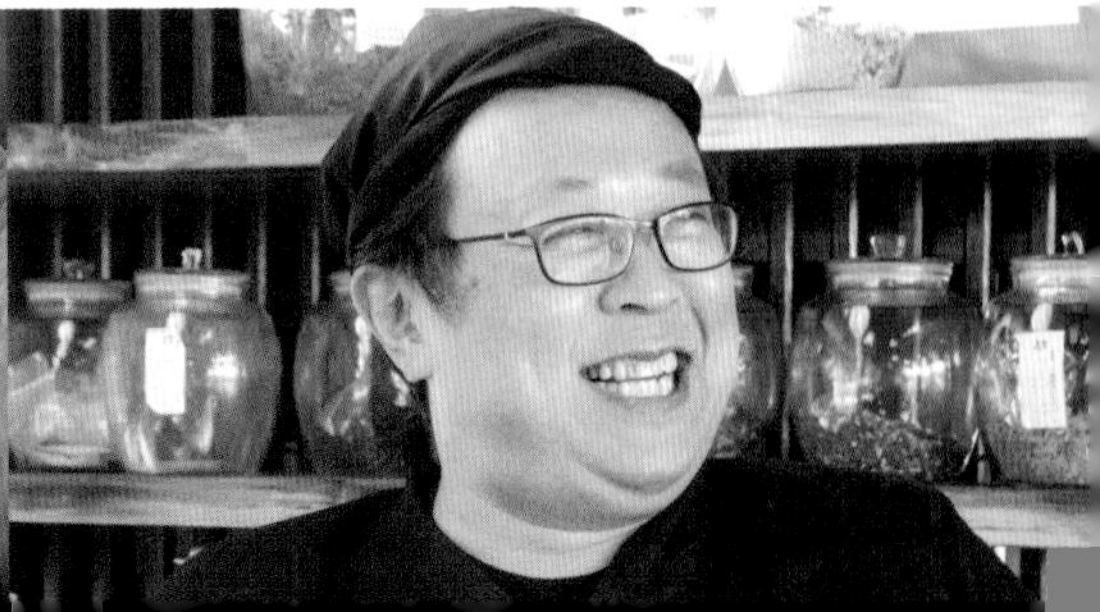

腸内環境をどのように整えればいいか、さまざまな研究書を読み、たどりついたのが、発酵食品でした。

そして、まずはもっとも身近な食品から変えていこうと、私が最初に試したのはみそ。次に甘酒にチャレンジし、その後、塩麹やしょうゆ麹……とバリエーションを増やしていきました。自ら発酵させていくプロセスはおもしろく、そしてなによりおいしい！　本書でもいくつか紹介していますが、それからもどんどん自家製の調味料を増やしていきました。

こうして発酵生活が基本になってくると、家族の体調に変化が現れ始めました。湿疹が出やすかった息子の肌の状態は目に見えてよくなり、妻の乾燥肌もしっとりツルツルに。乱れがちだった私のお通じも整い、朝もスッキリ起きられるようになりました。

食べるものでこんなにも体調が変わるんだ！　と実感したことで、私の興味は発酵食品以外にも広がっていきました。

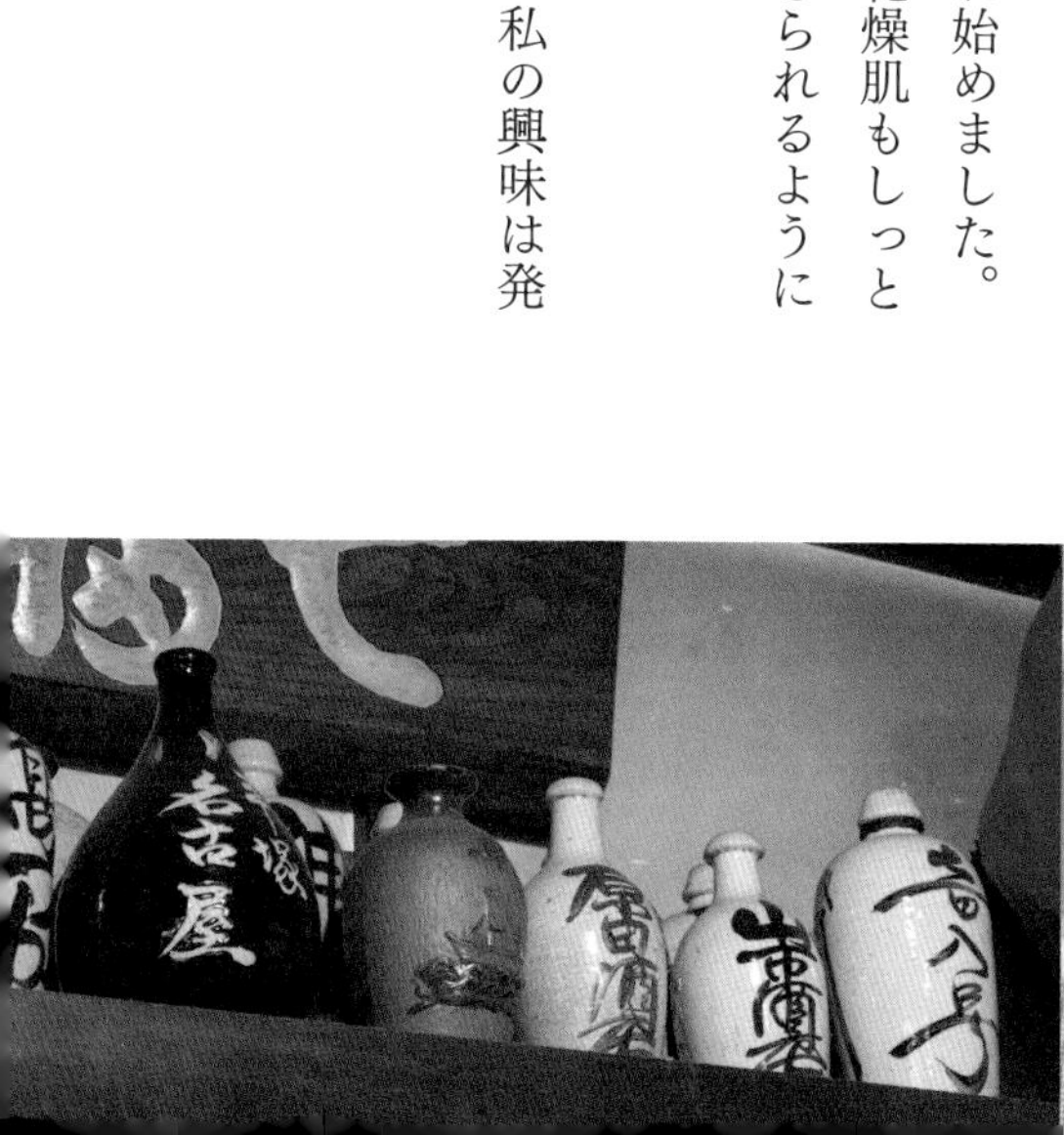

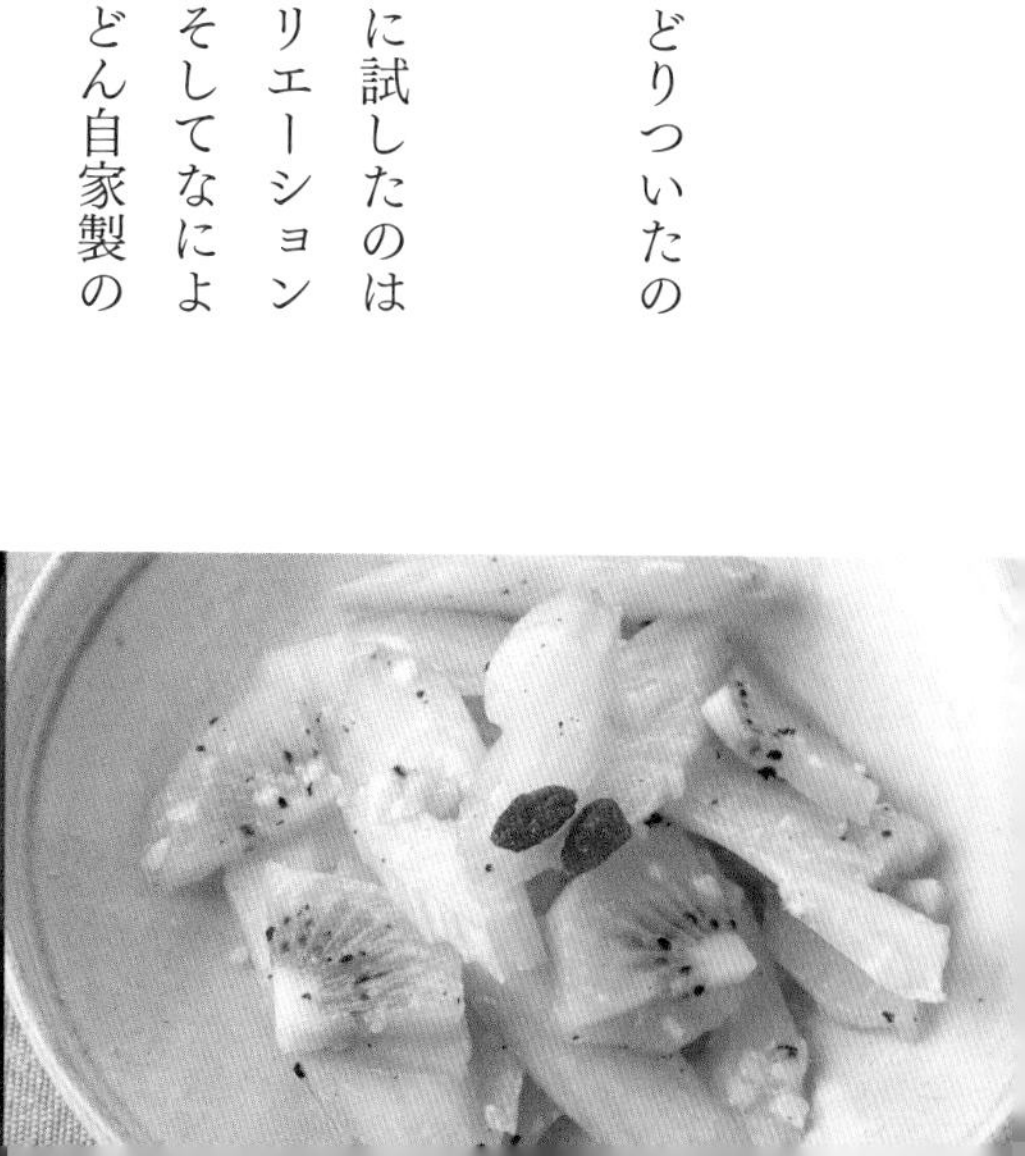

薬膳との運命的な出合い

疲れたとき、にんにくが食べたくなるのはなぜ？
風邪をひいたとき、親がすりおろしりんごを作ってくれたのはなぜ？
食への知識を深めていくと、あらためてこんな疑問も生まれました。その答えを調べていく中で出合ったのが、「薬膳」（中医学の考え方に基づいた食事）でした。おまけに、「国際薬膳師」なんて資格があることも知ってしまいました。そして、かっこいい響きに惹かれて（笑）、気がついたときには、薬膳を学べる専門学校の通信教育課程に入学していたのです。

ふりがななしでは読めない偉人の名前が並ぶ薬膳の歴史や、目に見えない「気」、西洋医学とは違う臓器の話……。頭がついていかずに苦戦したこともありましたが、勉強が進むにつれて学ぶことがおもしろくなり、無事に「国際薬膳師」の資格を取得することができました。

専門学校での勉強を終える頃、知人がとても珍しい天然麹の採取に成功。その麹

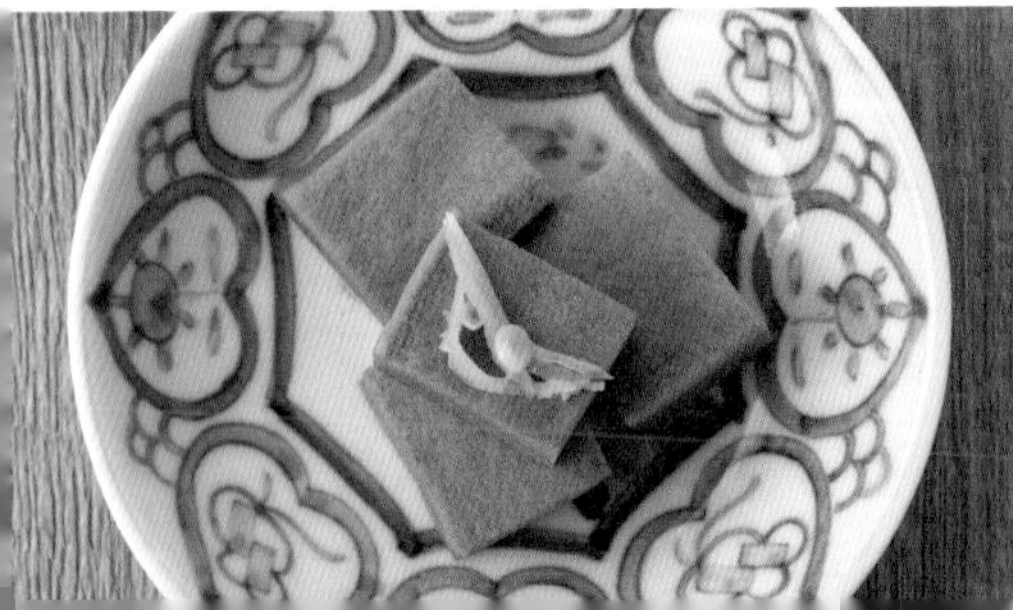

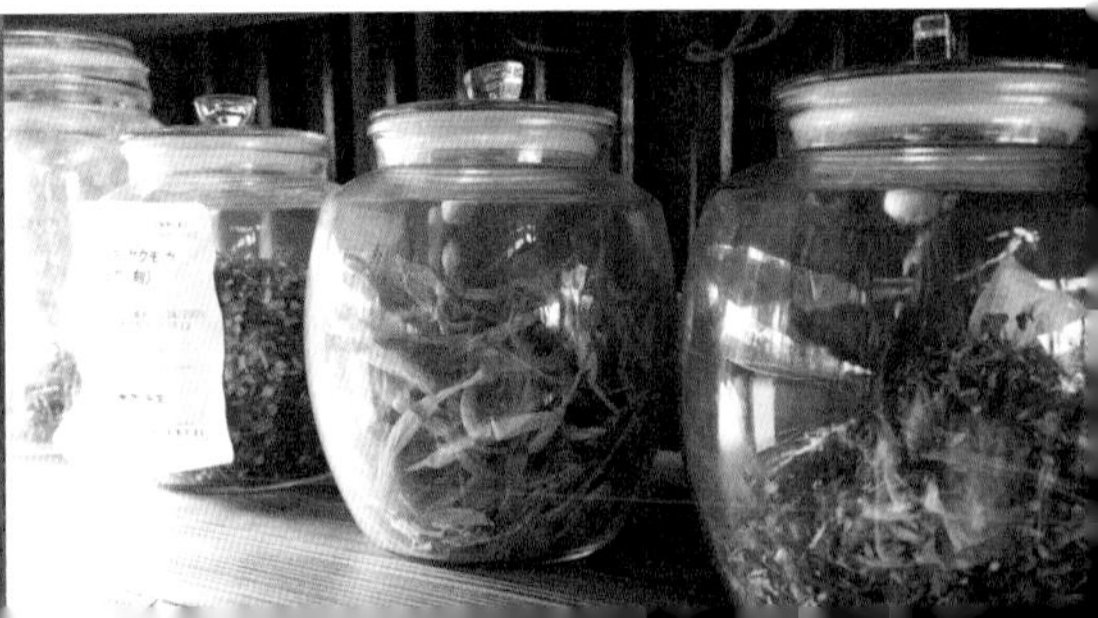

を使った料理教室に参加しました。そのときの料理のおいしかったこと！

麹ならではのうまみにあらためて気づかされ、同時にひらめいたのです。

麹を使った発酵調味料と薬膳を組み合わせたら、おいしくて体も喜ぶ最高の料理ができるんじゃないか……？

そのときのワクワク感が、この「発酵×薬膳」レシピの原点です。


旬の食材を味わうことは薬膳の基本でもあります。とはいえ、難しかったり、面倒くさかったりするものは、どんなに体によいとわかっていても、作る気にはなれないかもしれません。そこで本書では本当に簡単にできるものばかりをまとめました。

おいしく楽しい「発酵×薬膳」レシピ、毎日続けるうちに体も心も元気になっていくはずです。

毎日を健康で、楽しく幸せに。本書がその一助となれば幸いです。

大竹宗久

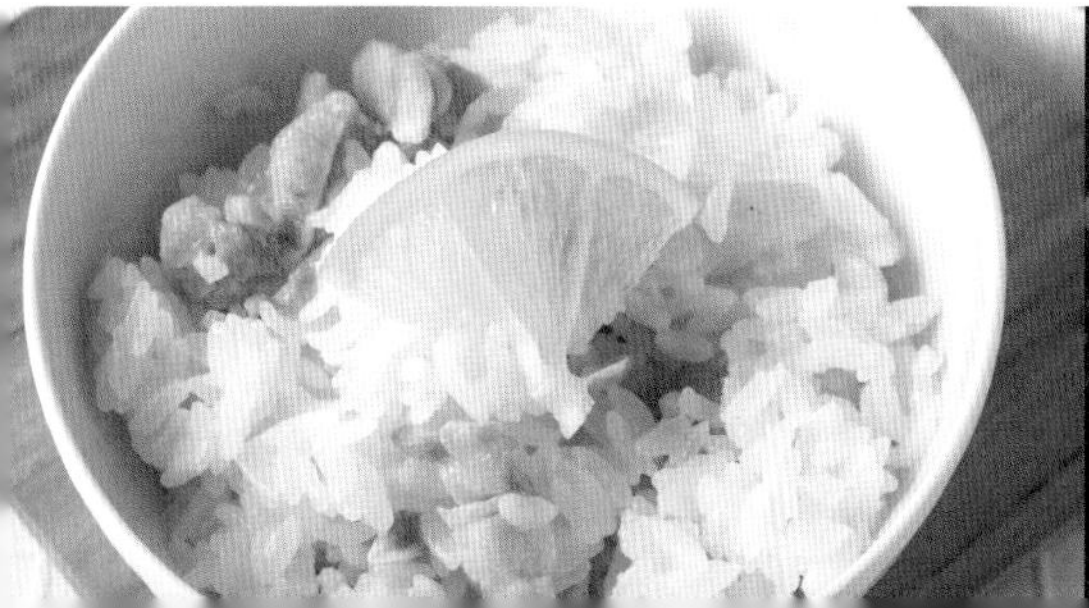
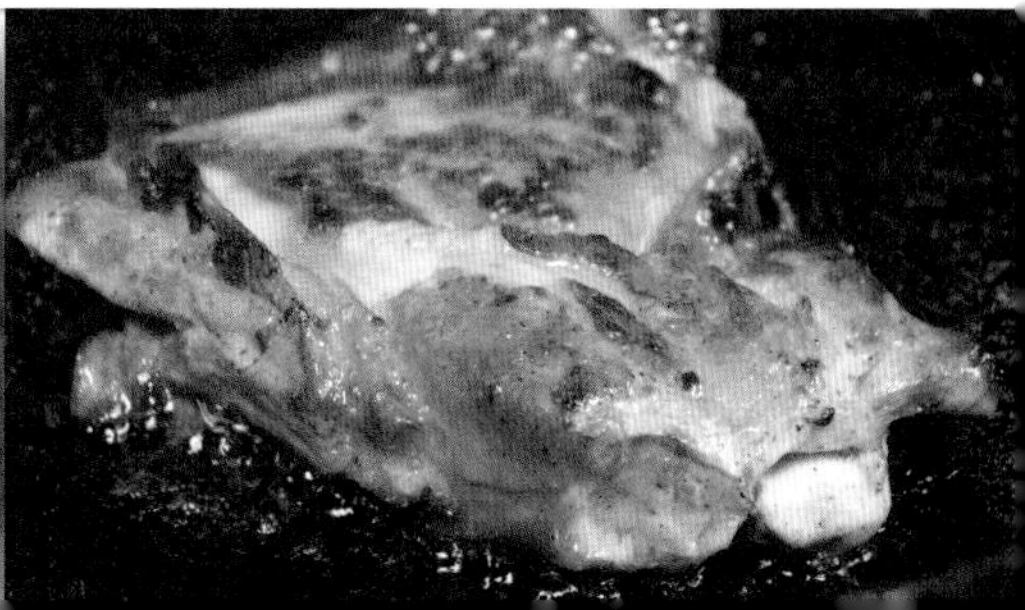

目次

1章 教えて大竹先生! 発酵×薬膳ってどんなもの?

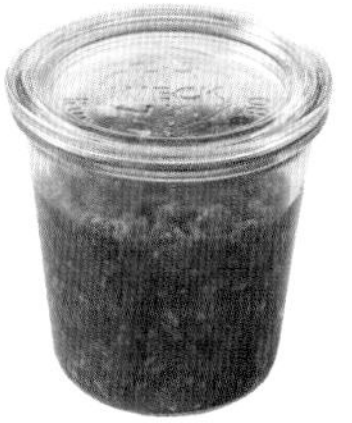

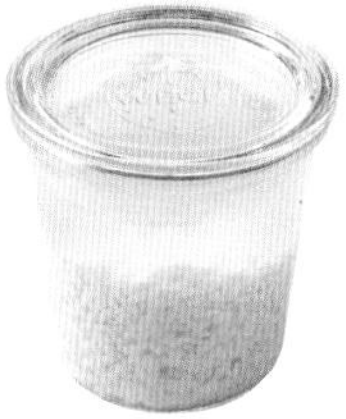

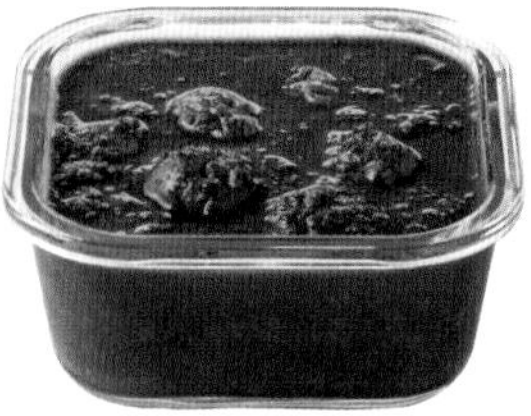

2章 発酵パワー炸裂 手作り調味料のすすめ

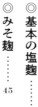

3章 心と体が喜ぶ 発酵×薬膳レシピ

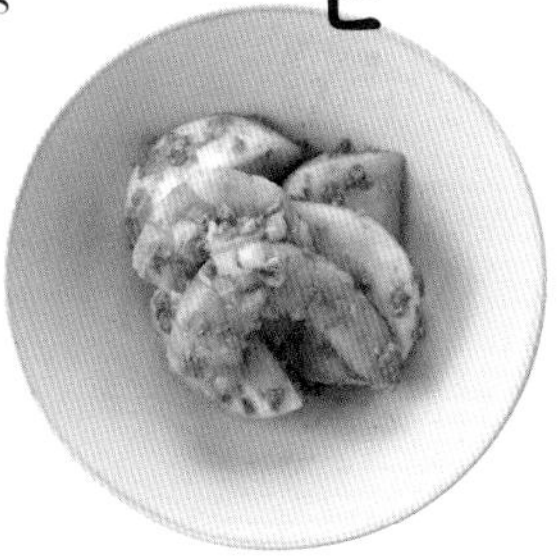

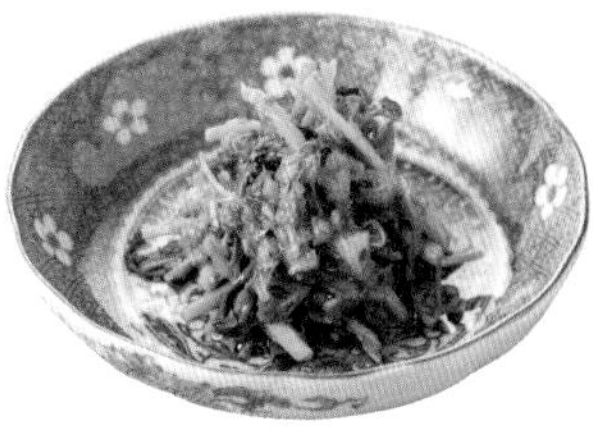

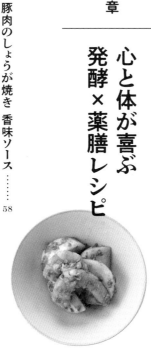

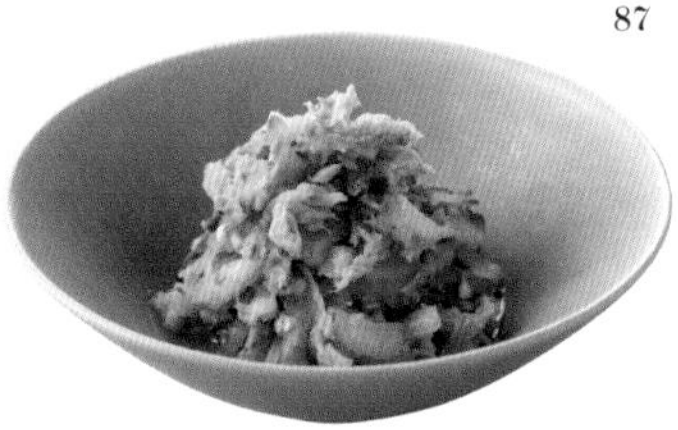

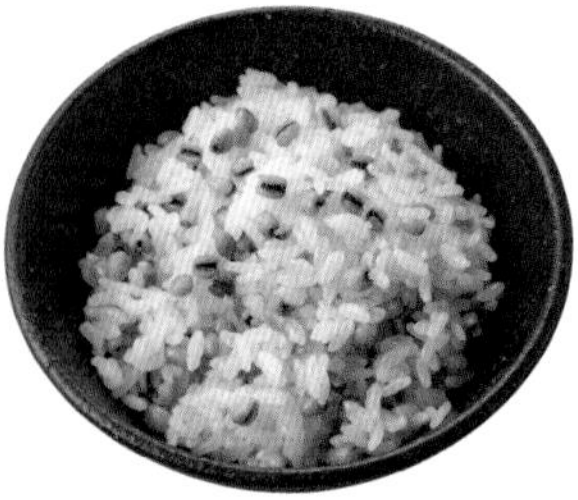

冬

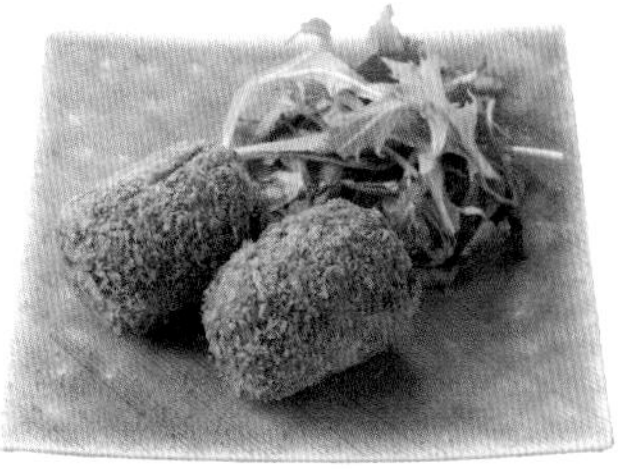

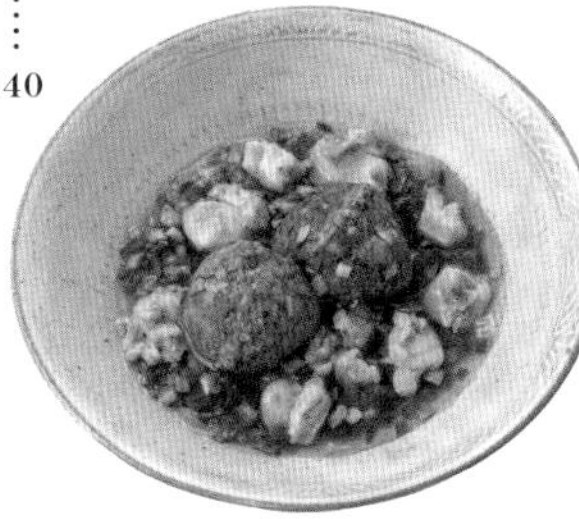

編集協力◎野口久美子
撮影◎松久幸太郎
スタイリング◎渥美友理
調理協力◎本間祐子　杉山瑞子

本書のレシピについて

- 計量単位は、1カップ＝200㎖、大さじ1＝15㎖、小さじ1＝5㎖としています。
- 電子レンジの加熱時間は600Wを目安にしています。機種によって多少の違いがありますので、様子を見ながら調節してください。
- とくに表記のない火加減は中火です。
- フライパンはこびりつきにくいコーティング加工がされているものを使用しています。
- 手作り調味料は44 ～ 51ページのレシピで作ったものを使用しています。使用する材料や作り方によって味に違いがあるので、好みに応じて使う量を調整してください。また、しょうゆ麹をしょうゆに置きかえるなどの代用は、塩分量が異なるのでおすすめできません。ぜひ手作り調味料をお使いください。
- 各レシピに掲載されている五性は食材に対するものではなく、料理の五性となります。

1章

教えて大竹先生！
発酵×薬膳ってどんなもの？

発酵×薬膳で効果倍増

疲れたときに肉を食べたくなったり、すっぱいものを食べたくなったり、という経験はだれにでもあると思います。これは、体が欲しているから。自分の体の声にしっかりと耳を傾け、そのときの体調や季節に合ったものを食べること。それが健康な体作りの基本です。

そして体からのリクエストに応えて、「よし、今日はガッツリ肉を食べるぞ！」と決めたときに、薬膳の知識が少しでもあれば、「今日はストレスがたまってモヤモヤしているから、「肝」の働きを助け、モヤモヤ解消に役立つパイナップル（酸）に疲労回復効果のある甘酒を加えた酢豚にしよう！」などとひと工夫することができ、健康増進効果がさらにアップします。このように、薬膳に発酵食品をプラスする食事が私のおすすめです。

発酵食品のおもなメリットは、消化吸収がスムーズで、腸内環境の改善にも役立つこと。食材の栄養は腸から吸収され、血液によって全身の細胞へ送られます。つまり、日ごろから発酵食品をしっかりとることで、栄養を効率よく回すことができるのです。

中医学では、消化吸収を担うのは「脾《ひ》」。脾の調子が悪くなると食べものからの栄養が体に行きわたらなくなり、人のエネルギー源である「気《き》」が十分に作られなくなってしまいます。

食べたものがきちんと消化吸収され、脾から体中に回るということ。

体を作る気《き》・血《けつ》・水《すい》（津液《しんえき》）がスムーズに体内を巡り、バランスを保っていること。

こうした働きは生きるための基本で、健康な体の土台となるものです。でも現代人には、この大切な土台がぐらつきかけている人も少なくありません。

「病気」ではないけれど、健康ではない状態を、「未病《みびょう》」といいます。

中医学の考え方の柱の一つが、未病のうちに適切なケアをして病気を予防すること。

そして、体のバランスを整えることで病気になりにくい体を作ることです。

薬膳の知識を生かして食材を選び、ひと手間かけた発酵調味料を加える本書の「発酵×薬膳」レシピは、体本来の「健康になるパワー」を引き出してくれるはずです。

「発酵」ってなんだろう？

目には見えませんが、空気中など、私たちのまわりにはさまざまな菌などの微生物が存在しています。これらが、食べ物を介して増殖していくと、その食べ物は人間の体に有益な状態に変化します。それが「発酵」です。

発酵はその過程で、発酵食品特有の粘りや香りが生まれることもあります。成分から判断すれば、間違いなく体には有益。でも、食べものとしては苦手、受けつけないという人もいるでしょう。

その代表が、納豆です。好きな人にはたまらないのですが、あの独特のにおい、ネバネバと糸を引く様子……。納豆を知らない人や苦手人には、「体によい発酵食品」というより、「腐敗した大豆」に思えても不思議ではありません。

発酵に似た現象に「腐敗」があります。ただし腐敗の場合は、微生物の働きによって物質が人間の体に有害な状態に変化してしまいます。つまり発酵と腐敗の違いは、生み出されたものが「有益」か「有害」かということなのです。

発酵に関わる微生物としてもっともよく知られているのは、乳酸菌でしょう。牛乳を発酵させれば、ヨーグルトやチーズができます。乳製品だけでなく、ぬか漬けやキムチなども乳酸菌の働きで作られる発酵食品です。

それから、麹菌。みそやしょうゆを作る際、大豆や米を発酵させるために使われます。

最近はみそを自分で作ったり、塩麹を使って料理したりする方も増えているので、麹菌は私たちにとって、身近な微生物といえるかもしれません。

麹を使うと肉などの素材がやわらかくなることもよく知られています。発酵調味料にはいくつかの酵素が含まれており、その酵素の一つ、プロテアーゼが、肉のタンパク質を分解するためにやわらかくなるのです。

このほか、納豆を作る納豆菌や、酢を作る酢酸菌、パンをふくらませるイーストなども、発酵食品を生み出す微生物の仲間です。

そして、発酵と似たものに「熟成」があります。熟成とは、発酵が進んだ食品を適切な環境で長期間保存することによって、酵素の力を引き出し、うまみや風味がさらに増すことをいいます。食品成分の分解が微生物によって行われるのが発酵。食品そのものに含まれる酵素によって行われるのが熟成、ということになります。

この熟成した食品の代表が、みそやしょうゆです。みそを作るときは、蒸した大豆に米麹と塩を混ぜ、発酵させます。そのまま数カ月時間をおくことによって熟成が進み、みそ特有の色や香りが生まれるのです。

同様に、しょうゆは大豆に麹菌をまぶし、小麦と塩を混ぜて発酵させます。発酵が進むと大豆や小麦が完全に溶け、とろりとした液状に。しょうゆの場合は、ここから熟成が始まります。ほどよく熟成したものを絞った液体が、しょうゆです。

発酵食品が体にやさしいわけ

発酵食品が体によい（＝有益）といわれるのには、いくつかの理由があります。

まず、発酵前にくらべて栄養価がアップすること。たとえば、納豆に含まれるビタミンB_2や葉酸、ビタミンKなどは発酵させることで大幅に増えます。

また、発酵によってタンパク質やアミノ酸などが分解されるため、体への吸収もスムーズになります。ちなみに、このときに作られるイノシン酸などは、いわゆる「うまみ」の基となる成分です。

さらに、私たちの体を病原体などから守る「免疫」のシステムは、腸内環境と深く関わっていることがわかっています。

発酵食品に含まれる菌は、腸内にすむ善玉菌の働きを助け、腸内環境を整えるのに役立ちます。日頃から発酵食品をしっかりとることで、免疫力が高まるだけでなく、感染症などを予防する効果も期待できるのです。

「薬膳」ってなんだろう？

ところで、「薬膳」というと、あなたはどんなものをイメージしますか？

材料をそろえるのも大変そうだし、なんだかとっても手間がかかって難しそう。苦くてまずいものを食べなきゃいけないんじゃない？　なんて思う方も多いかもしれませんね。

薬膳とは、世界三大伝統医学の一つで、中医学をベースとした心と体を整える食事のことです。

野菜、肉、魚介、くだもの……。食材にはすべて、自然に備わった力があります。一つひとつが体に働きかけ、体を喜ばせているのです。

たとえば、かぼちゃ。種も生薬に使われるほど栄養価の高い野菜で、中医学では、肝を整え、脾・肺・腸をうるおし、胃の粘膜を守る働きがあると考えられています。

こんな優秀食材であるかぼちゃに、レモンとはちみつを加えて「かぼちゃのレモン煮」にしたら？

かぼちゃのパワーに、免疫力アップに役立つレモンのビタミンＣやはちみつの抗酸化作用も加わり、効能がさらにアップ！　疲れ知らずの体づくりに役立ちます。つまり、体にやさしい薬膳は、身近にある食材で簡単に作ることができるのです。

薬膳と、食品の成分に科学的にアプローチする栄養学は考え方が異なります。でも、それぞれの考え方をとり入れて上手にミックスしていくことで、体を内側からきれい＆元気にしていく働きを高めることができるのです。

薬膳の本質とは？

「医食同源」という言葉もありますが、薬は食材から生まれたものです。

食べものが「薬」として使われるようになったのは、紀元前１６００年頃。中国の宮廷料理人であった伊《い》尹《いん》が「湯薬《とうやく》」を発明したことがきっかけです。

ちなみに「湯薬」の作り方は、今でも漢方で使われている煎じ薬とほぼ同じ。さまざまな薬膳茶も、「湯薬」から発展していったといわれています。

薬膳はいつから始まったのか？

薬膳の歴史は古く、今から３０００年ほど前の古代中国にまでさかのぼります。生薬学の祖とも呼ばれている神農《しんのう》は、植物を口に入れ、その効能を調べたものを『神農本草経《ほんぞうきょう》』にまとめました。この書は今でも薬膳や中医学のバイブルとして大事にされています。その後も、植物、食事に関する研究はなされ、多くの書物が残されています。

とはいえ、薬膳の始まりは、暮らしの中の「たまたま」の重なりです。これを食べたら元気になった、これを食べたら調子が悪くなった……。そんな経験が体系化され、研究されて現在に至るのです。

本書のレシピは季節ごとにわけてご紹介していますが、これも薬膳の効果を最大限に高めるものです。

中医学理論によると、薬膳の基本は、「中医学理論に基づいて作られた食事で、その目的は疾病の予防、病気の回復、そして健康を保つためのおいしい食事である」とあります。

また、次のような記述もあります。

「季節や体調に合った食材を食べることには薬のような効果があり、正しい食事は身体を健康に保つ」。旬の食材をとり入れたレシピは、まさに私たちの体を整え、パワーを与えてくれる力があるのです。

一つひとつの食材には、それぞれさまざまな効能があります。

風邪をひきそうだから体を温める食材をとろう、今日はちょっとイライラしがちだから、気持ちを落ち着かせるためにセロリ、春菊など、気を流す食材をとろうなど、自分の体と向き合いながら食事をとること、これも薬膳なのです。

そして、これが気《き》・血《けつ》・水《すい》、陰陽五行の基となるのです。

薬膳の基本①

人の体を作る3つの要素

中医学では、人の体は「気《き》」「血《けつ》」「水《すい》（津液《しんえき》）」から成り立っていると考えられています。中医学と西洋医学はどちらも人の体を研究する学問ですが、考え方は根本的に異なっています。そのため、言葉は似ていますが、「血＝血液」「水＝水分」というわけではありません。

気は、人間の体を流れる目に見えないエネルギーのようなもの。血は全身に栄養を送り、体をうるおします。水は、リンパ液や汗、涙など血液以外の水分のことです。気・血・水は、常に体内を巡っています。３つの要素の働きは互いに関わり合っているため、バランスが保たれていることが大切（左図）。どれかが不足したり滞ったりすることは、体や心の不調につながります。そして、こうした不調の予防・改善に役立つのが、体調に応じて食事を工夫する「薬膳」なのです。

私たちの健康を担っている3要素

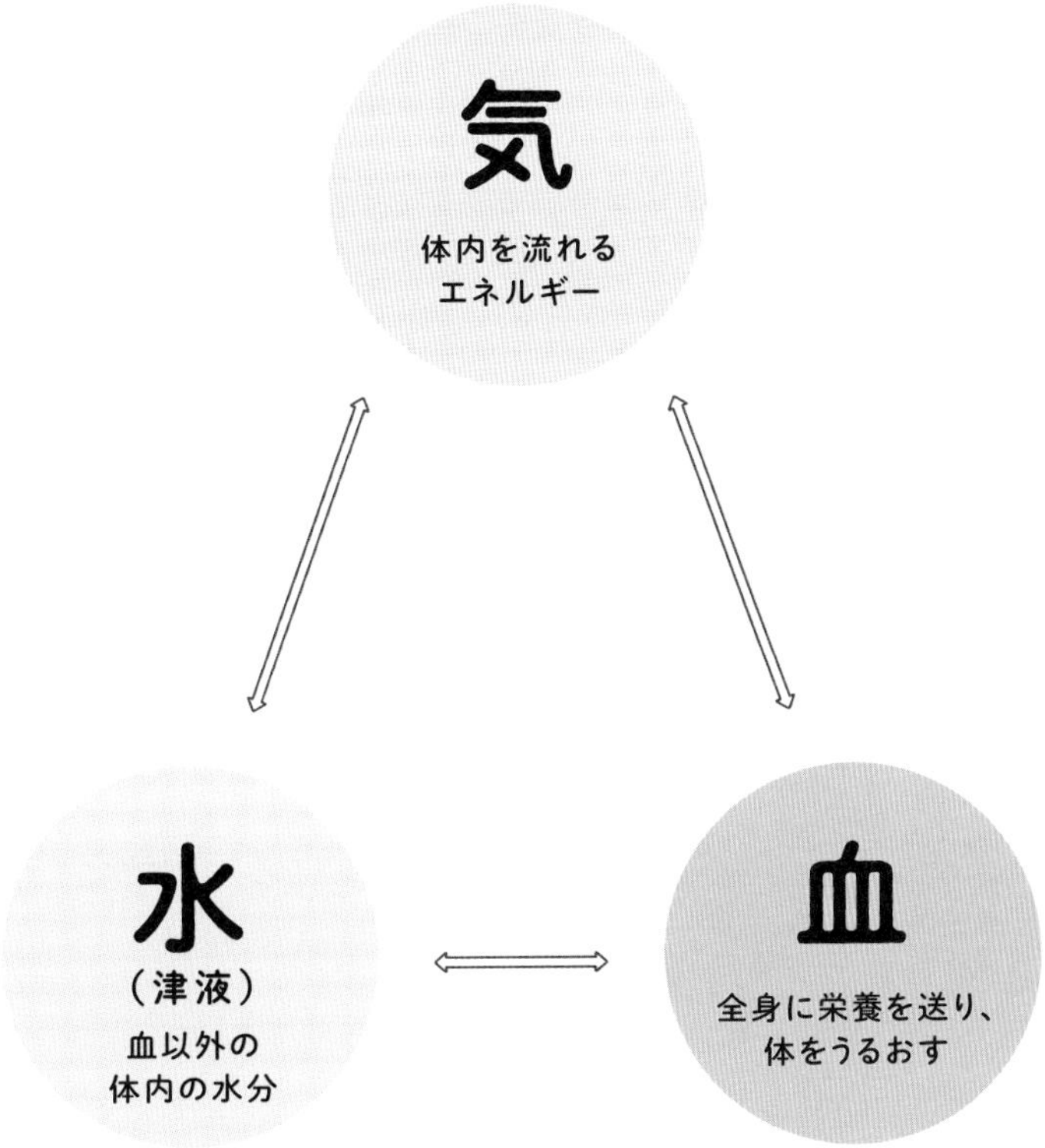

3つの要素のバランスがくずれてしまうと、体の不調の原因に。

薬膳の基本②

陰陽五行論

薬膳を学ぶ人がまず初めに学ぶものが「陰陽五行論《いんようごぎょうろん》」です。そして、これは薬膳にかかわる限り、最後までついてくる理論です。

中国で春秋戦国時代頃、「陰陽説」と「五行説」という思想が生まれました。2つの思想はそれぞれ別々に生まれたものですが、後に結合し、「陰陽五行説」となりました。そして「陰陽五行論」が生まれたことによって、宇宙の生成、自然のめぐりなど、世の中に存在する複雑なことへの説明ができるようになったのです。

❖陰陽説　～陰と陽のバランスが大切～

陰陽説とは、自然界に存在するものは、すべて陰と陽に分けられると考えられ、世の中は「陰」と「陽」がバランスを保つことで成り立っているとするものです。陰と陽は、どちらかがよくてどちらかが悪い、というものではありません。

明るくて暖かいひなた（陽）は心地よいけれど、暑さをしのぐ日陰（陰）も必要です。生きるためには息を吸って酸素をとり入れることが必要ですが、息を吐かなければ吸うことはできません。つまり、吸って（陰）、吐く（陽）と、陰と陽がお互いに補い合いながら、過不足なく存在していることが大切なのです。このイメージを表すものとしてよく使われるのが、陰陽太極図《たいきょくず》（26ページ参照）です。昼（陽）から夜（陰）にかわるとき、明るさ（陽）が弱まるのに伴って、徐々に暗さ（陰）が増していくはずです。

このように、陰と陽のバランスは、常に1対1であるとは限りません。状況に応じて変化しながら、最適な割合を保ち続けられるのが理想です。

陰陽説は、薬膳のベースとなる中医学にも深く関わる考え方です。

陰と陽のバランスがくずれると体や心によくない影響がおよび、不調や病気を引き起こしやすくなると言われています。

陰陽説のシンボル「陰陽太極図」

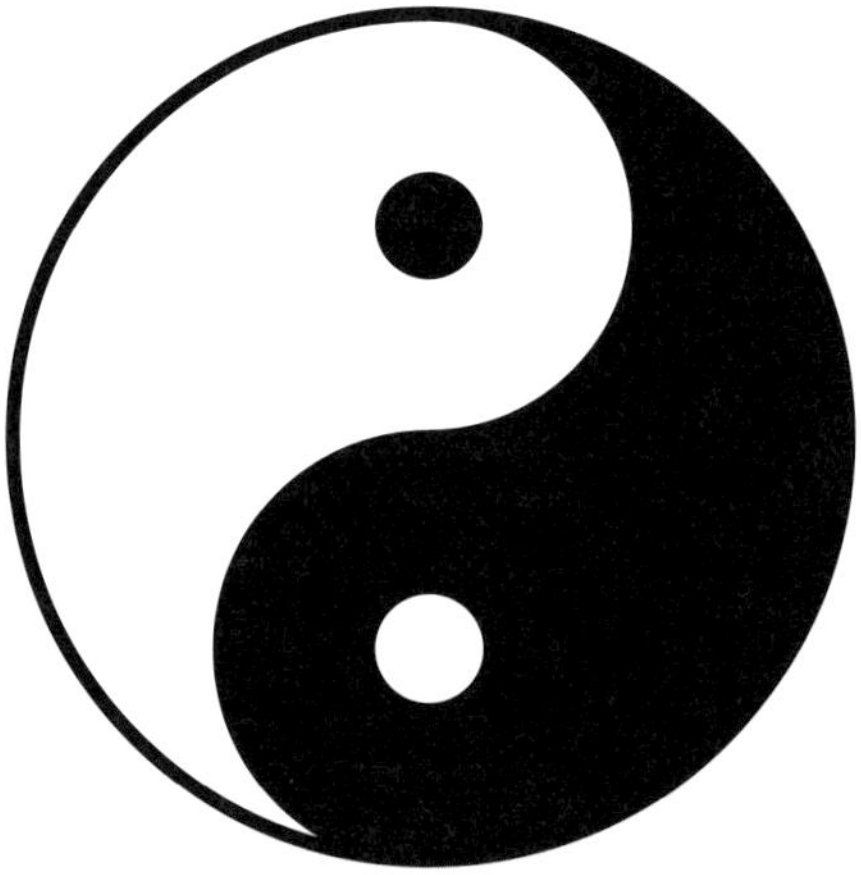

陰	月	暗	夜	秋冬	海	五臓
陽	太陽	明	昼	春夏	空	六腑

陰と陽は流動的に割合を変えながら、常にバランスを保っていることを示しています。

❖五行説　～世界は5つの元素で作られている～

五行説は、世の中のすべてのものは5つの元素から成り立っているとする考え方です。5つの元素とは、「木《もく》」「火《か》」「土《ど》」「金《こん》」「水《すい》」。この5つが互いの性質を高め合ったり打ち消し合ったりすることで、あらゆるもののバランスが保たれているとされています（31ページ図）。

木、火、土、金、水は、それぞれ物質そのものを指すだけではありません。季節、味、色、方角などにも当てはめられ、影響を及ぼし合うと考えられており、実は、医学にも五行説がとり入れられています。

中医学では、人の体を「五臓六腑」に分けてとらえています。五臓とは、「肝」「心《しん》」「脾《ひ》」「肺」「腎」の5つ。西洋医学による内臓の分類と重なる部分もありますが、完全にイコールではありません。

たとえば西洋医学の「心臓」が臓器そのものを指すのに対し、中医学の「心」には、血液を全身に巡らせる機能や、血液の循環に関連する体の働きなどが含まれます。

五行説を毎日の食事作りに生かす

次にお話しする五行説に対応する季節と臓器、味（※）などを覚えておくと、毎日の食材選びのヒントになり、健康維持にも役立ちます。

1 木　季節…春／臓器…肝／味…酸

木は上に伸び、発散する性質をもつことから、肝《かん》は鬱《うつ》をきらい、伸びやかさを好みます。肝は「気」を司《つかさど》るため、働きが悪くなるとイライラしたり、鬱っぽくなったり。春先の五月病は、肝の不調から来ているのかもしれませんね。そんなときは、春の味である「酸」の食材をとり、イライラを発散させるとよいのです。

2 火　季節…夏／臓器…心／味…苦

火は熱く、上にのぼるという性質があるため、暑くて「陽」の気がもっとも増す夏が火に属します。

※食品の「五味」については34ページ参照

心《しん》は、血流を司る臓器。心の働きが悪くなると血流が滞り、冷えや不眠、悪夢などの症状が現れます。夏を元気に過ごすためには、夏の味である「苦」の食材が助けになります。

3 土 季節…梅雨（長夏）／臓器…脾／味…甘

土は植物や動物を育む、生活の基盤です。中医学では、脾は消化吸収を司ると考えられています。食べたものを体にとり入れ、気・血・水を生み出す重要な役割を果たしています。

ただし、水分を含みすぎると土が崩れてしまうように、体に水がたまりすぎると、脾も調子を崩してしまいます。梅雨の時期におなかの調子が悪くなる人が多いのは、そのせいです。「甘」の食材（お菓子やケーキではなく、お米やいも類など、食べて甘く感じるもの）を食べて水の代謝を促し、ジメジメを吹き飛ばしましょう。

4 金 季節…秋／臓器…肺／味…辛

秋は農作物が収穫期を迎え、黄金色になることから「金」に属します。金属の

「金」は表面がつやつやで汚れがつきません。ここから、肺も清浄を好みます。

また鼻や口から外気が体内に入ってきますが、肺は五臓の中でもいちばん上にあるので、気候の変化にも敏感。肺は乾燥をとても嫌うので、「辛」の食材をとって代謝を活発にし、外気からの邪気《じゃき》（病気の原因となるもの）を防ぎましょう。

5 水 季節…冬／臓器…腎／味…鹹

水は生きものの体をうるおし、高いところから低いところに流れる性質を持っています。「血」と「水」を作ることから五臓六腑の働きの原動力ともいえる腎は、「水」に属します。中医学には「髪は血の余りなり」という言葉があり、髪は血液の延長と考えられています。そのため、腎の働きが低下すると白髪が増えたり抜け毛が増えたり。水分代謝が悪いため、肌も乾燥して、しわやしみにも悩まされます。

元気に楽しく、美しく年を重ねる「アクティブエイジング」のためにも、この時期は「鹹《かん》（塩からい味）」の食材をほどよくとることを心がけ、腎をいたわることがとても大切なのです。

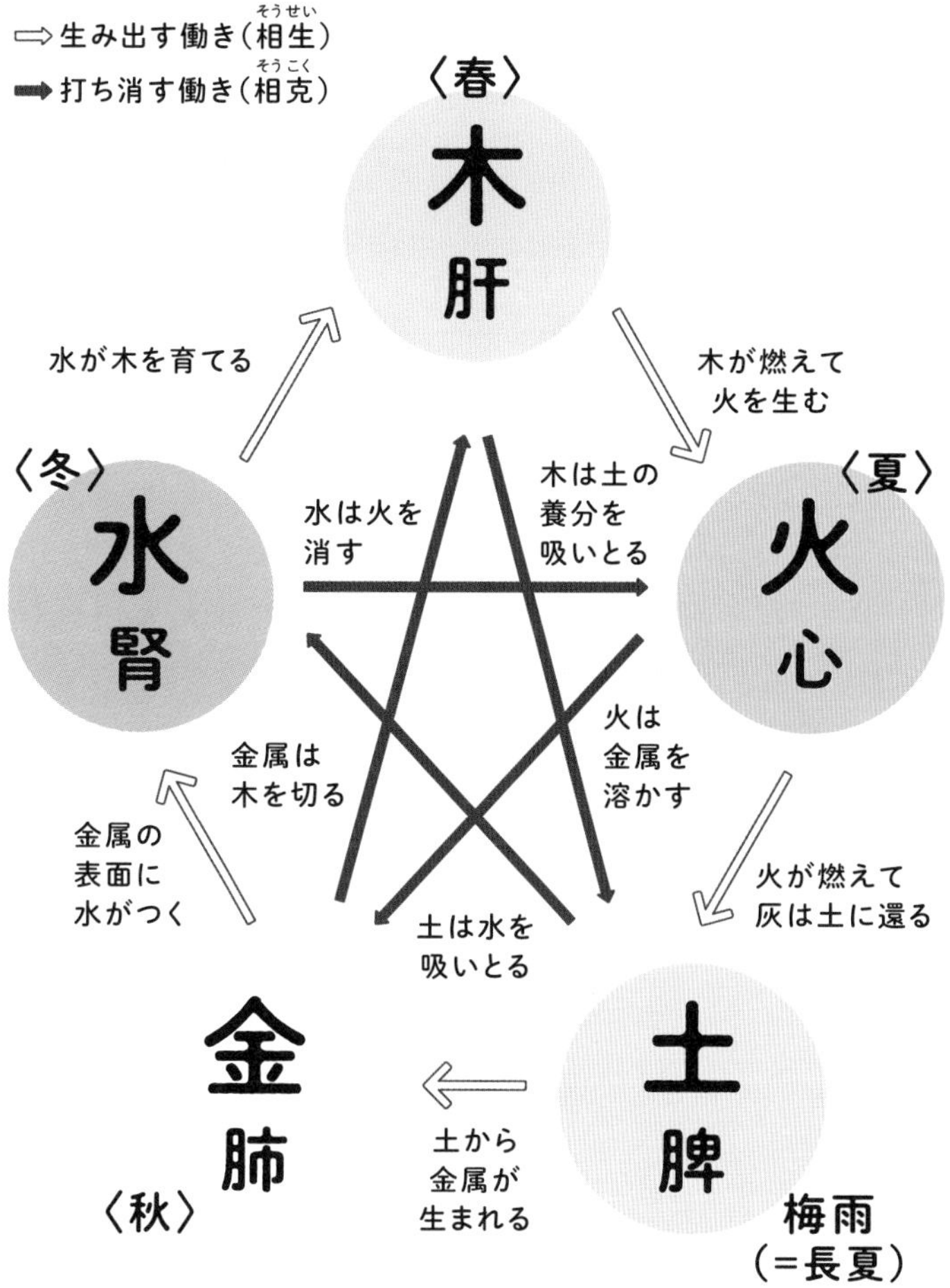

5つの要素は、別の要素を生み出したり打ち消したりする関係でつながっているため、バランスを保つことが大切だと考えられています。

体を温める&冷やす食べものの力・五性

食べものが体にもたらす作用のことを「食性《しょくせい》」といいます。体を温める、または冷やす性質の程度によって「熱性《ねっせい》」「温性《おんせい》」「平性《へいせい》」「涼性《りょうせい》」「寒性《かんせい》」の5種類に分けられ、これを「五性《ごせい》」といいます。

熱性、温性の食材は、文字通り体を温める性質があります。内臓の働きや血流を活発にするため、代謝もアップ。体力・気力を充実させるのに役立ちます。

これに対して涼性、寒性の食材には、体の熱を冷ます性質があります。体内で発生する炎症を抑えて血液を浄化。利尿作用を高め、老廃物やウイルスなどの病原体を体の外に出す働きもあります。

平性の食材には、体を温めたり冷やしたりする性質がありません。体におよぼす効果が穏やかなので、安心して食べることができます。

食材の五性

熱
温
平
涼
寒

体を温める

期待できる効果

- 血流がスムーズになる
- 内臓の働きが活発になる
- 代謝が活発になる
- 気力、体力が高まる
- 体内の水分バランスを整える

など

注意が必要なこと
（とりすぎた場合）

- 体内で炎症が起こりやすくなる
- 発汗などで体力を消耗する

など

体を冷やす

期待できる効果

- 体内の炎症を抑える
- 血液を浄化する
- 利尿を促進する
- 老廃物を排泄する
- ウイルスなどを体の外に出す

など

注意が必要なこと
（とりすぎた場合）

- （冷え性の場合）血行が悪くなる

五性の具体的な食材については、156ページ～のリストをご確認ください。

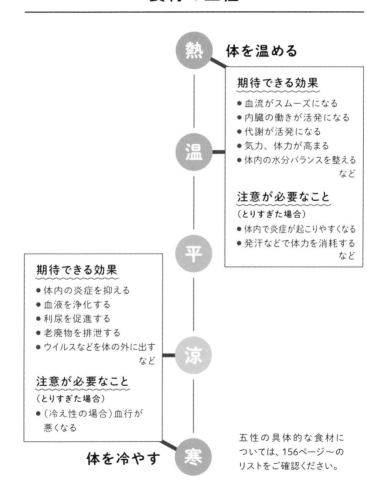

食材の味がもつさまざまな力・五味

中医学では、食材の味にも、それぞれ効果・効能があると考えられています。味は「酸《さん》」「苦《く》」「甘《かん》」「辛《しん》」「鹹《かん》」の5つに分類され、これらを「五味」といいます。すべての食材は、五味のうち一つ以上の味を備えています。

五味は、それぞれ「五臓」の働きに関わるものとされています（次ページ参照）。たとえば、春や肝の働きが弱ってイライラ&モヤモヤするようなときは、酸の食材をとるのがおすすめ。ただし「早くすっきりしたいから」といってすっぱいものばかりをとるなど、偏った食べ方をするのはよくありません。

食材が体におよぼす効果は緩やかですが、必要以上にとりすぎると体に負担をかけてしまいます。食材のもつ性質を知ったうえで、体質や体調に合わせて食べ方を工夫することが、薬膳を毎日の生活にとり入れる基本です。

食材の五味

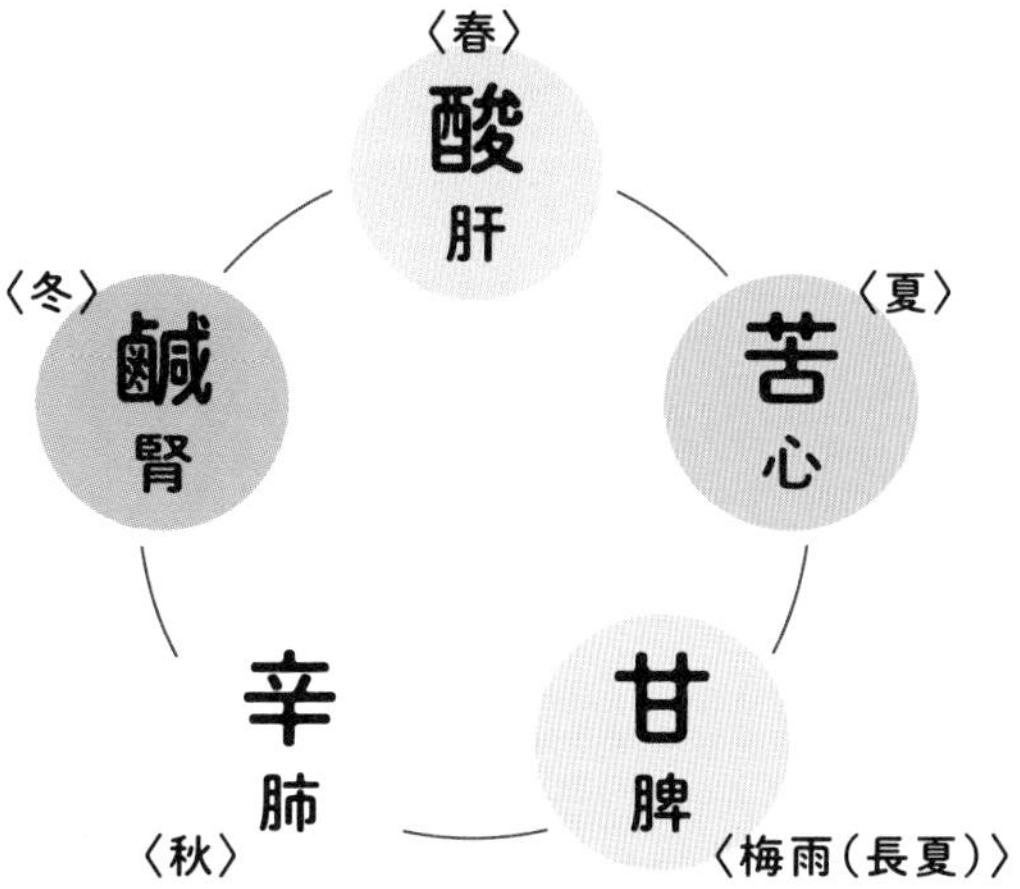

酸	すっぱい味。ものを引き締め、かためて出にくくする作用がある。多汗や下痢、頻尿などの改善に役立つ。
苦	苦み。体の熱を冷まし、体内の余分な水分や老廃物の排泄を促す。ほてりや便秘、イライラの改善などに役立つ。
甘	食材そのものがもつ自然な甘み。消化吸収を調整して栄養をとり入れたり、心身をリラックスさせたりする効果がある。
辛	ピリッとしたからみ。発汗を促し、気・血・水の巡りをスムーズに。風邪の初期症状や冷え、肩こりなどを改善する。
鹹	塩からい味。しこりをやわらかくし、新陳代謝を活発にする。便秘の改善などに役立つ。

季節ごとの5つの色をとり入れる・五色

古代中国では生活の中で目にする色を非常に大切にして料理を作っていたと言われています。五行学説の中に出てくる五色は季節の色と味と臓器を関連させて最適な食材を選ぶ方法です。

毎日の買い物の際に、色を意識して食材を選ぶだけでも、薬膳をとり入れることができ、心も体も喜びますよ。

● 春…緑（青）

春になると山は青くなり、木々は緑になります。気温の上昇に合わせて陽の気も強くなり、力が湧いてきます。ただし、陽の気の増えすぎは不調を招きます。春の山菜には余分な熱をとり、気分を落ち着かせる効果があります。春は緑のものを積極的にとって元気に過ごしましょう。

● 夏…赤

夏は火の季節、外気の暑さによって体力を消耗したり、体の水分が足りなくなったり。逆に冷たいものの飲み過ぎによる胃腸やおなかの不調も出てきます。これらを防ぐにはまず、体の中の熱をとることが大切です。夏の赤い食材は体の熱を冷まし、熱で逃げてしまった水分を補給、体に活力を与えてくれます。

● 梅雨（長夏）…黄色

梅雨は雨によって湿度が高くなり、水分を嫌う脾を痛めることが多い時期です。

黄色い食材は体の余分な水分を体外に排出してくれる効果があります。また消化も助けてくれます。余分な水分はむくみやだるさの原因にもなるので、それを防ぐためにも、この季節には黄色い食材を積極的にとりたいものです。

◎秋…白

秋は肺の機能が活発になります。肺は清浄を好み、乾燥を嫌います。白い食材をとることにより、水分代謝が上がり、体の水分を保つことができます。

しかし、秋の前半はまだ夏の暑さが残っているので、血流をよくする「辛」の食材をとり入れながら白い食材へと移行しましょう。

◎冬…黒

冬は腎の機能が活発になります。腎は栄養素を体じゅうに運ぶ大事な臓器です。黒い食材は栄養価の高いものが多く、「血」を作る効果もとても高いです。

黒い食材をとることにより、「血」を作り、健康の鍵を握る「腎」の働きを高めて元気に冬を乗り越えましょう。

体を元気にする食材　五季五色

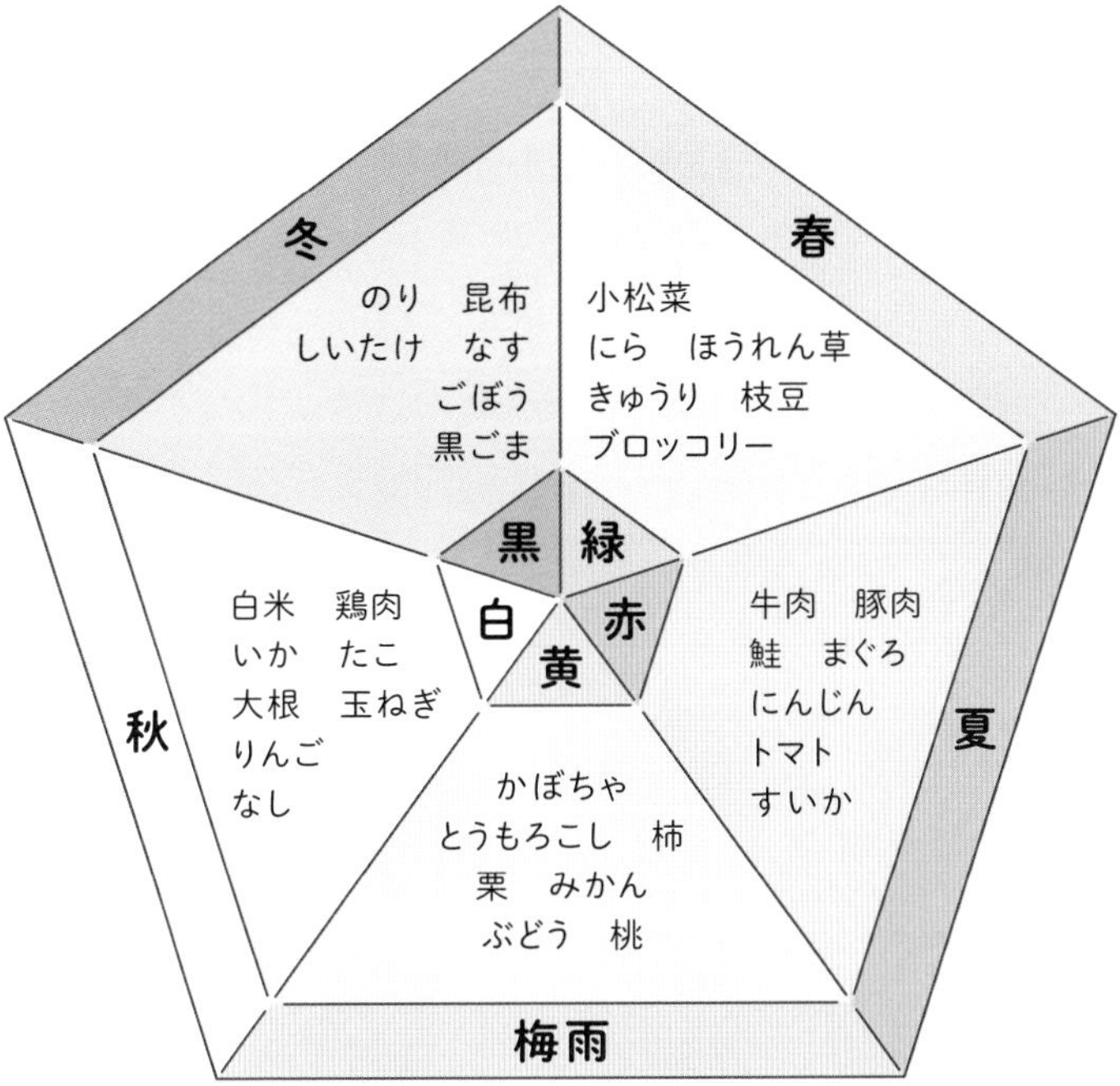

発酵×薬膳column

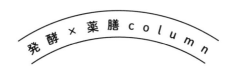

米麹を作ってみよう

手作り調味料の材料となる米麹は、自宅で作ることもできます。
質のよいお米から作った米麹を使うと、調味料のおいしさもアップします。

材料（作りやすい分量）

米 …… 5合
種麹 …… 2g

作り方

① 米はといで水けを切り、しっかり蒸気が上がった蒸し器で40分蒸して、素手でさわれるぐらいまで冷ます。

② ❶に麹菌を加えて手でしっかり混ぜ、菌を全体に行き渡らせる。

③ ❷を清潔な保存容器に入れ、30〜60度の環境で2日間発酵させる。6時間に1回を目安に、全体を軽く混ぜて熱を逃がす。60度以上にならないように注意！

④ 伸びた菌糸を切って発酵を止めるため、麹をすり合わせるように手で混ぜる。ふたをせずにひと晩空気に当ててから、小分けして保存する。
すぐに使わない分は、密封して冷凍保存を！

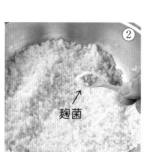

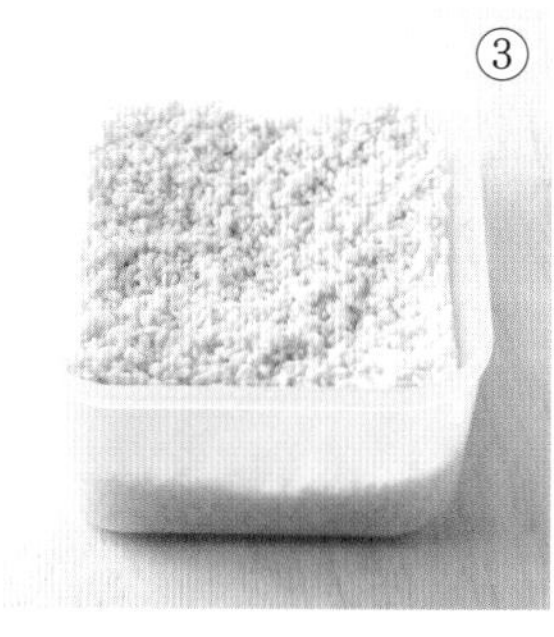

発酵完了！

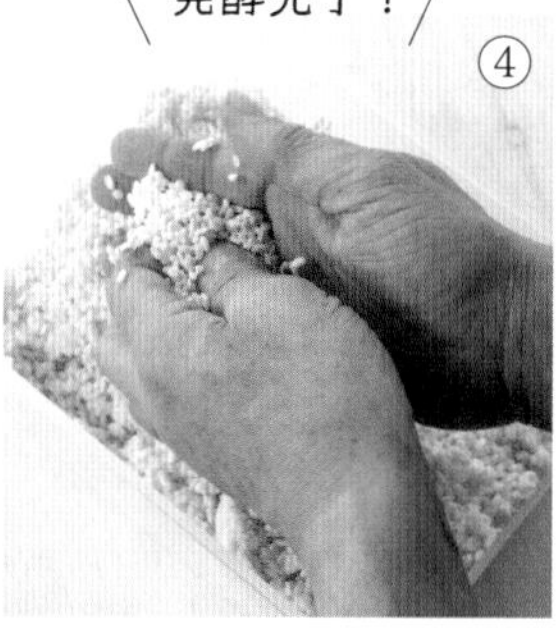

2章

発酵パワー炸裂
手作り調味料のすすめ

時間がおいしくしてくれる！簡単&体にやさしい調味料

手作り調味料のいちばんの魅力は、なんといっても減塩ができること。うまみ成分たっぷりなので、塩分が少なくてももの足りなさを感じることはありません。他の調味料をあれこれ加えなくても味が決まるため、時短にもなります。

また、米麹などをベースにした手作り調味料には、乳酸菌などが豊富に含まれています。毎日の料理に使うことで、腸内環境を整える効果も期待できます。

中医学の考え方では、消化された食べものの栄養は腸から吸収され、腎や肺に送られて、気・血・水（22ページ）を作り出します。つまり、腸内環境を整えることは、健康な体を作る源でもあるわけです。

44ページ以降で紹介する手作り調味料は、私が普段から使っているものばかりです。発酵調味料は「時間」がおいしくしてくれるもの。混ぜて置いておくだけで、勝手においしく仕上がります。

よりおいしくするなら、材料にこだわってもよいと思います。たとえば、塩麹作りに使う塩。私のおすすめは、ミネラルが豊富な海水塩です。もちろん、精製塩でもおいしく作ることができますが、海水塩を使うことでおいしさが数割増しになります。

基本的なことですが、発酵調味料を保存するびん類は、必ず熱湯消毒を。発酵の過程でガスが出ることがあるので、常温で保存する間は、ふたはゆるめに閉めましょう。とくにしょうゆ麹は、しょうゆに含まれる大豆の糖質が加わるため、発酵が活発に。私も一度、ガスの勢いでびんのふたを吹っ飛ばされたことがあります。それ以来、しょうゆ麹のふたは決してきっちり閉めないようにしています。

発酵が進んで好みの味になったら、できあがり。発酵を進みにくくするため、完成した調味料は冷蔵庫で保存するとよいでしょう。

(注)体にやさしい手作り調味料ですが、米麹を使ったものには糖質が含まれています。健康な人なら問題ありませんが、血糖値が高い場合はとりすぎに注意が必要です。

糖尿病で栄養指導を受けている人やアレルギー体質の人は、医師や専門家に相談してから使い始めると安心だと思います。

手作り発酵調味料

基本の塩麹

天然のうまみがギュッとつまった塩麹には、
余分なものを加えなくても
料理をおいしくするパワーがあります。

ミネラル分を含む
「ちょっとよい塩」を使うと、
おいしさがアップ！

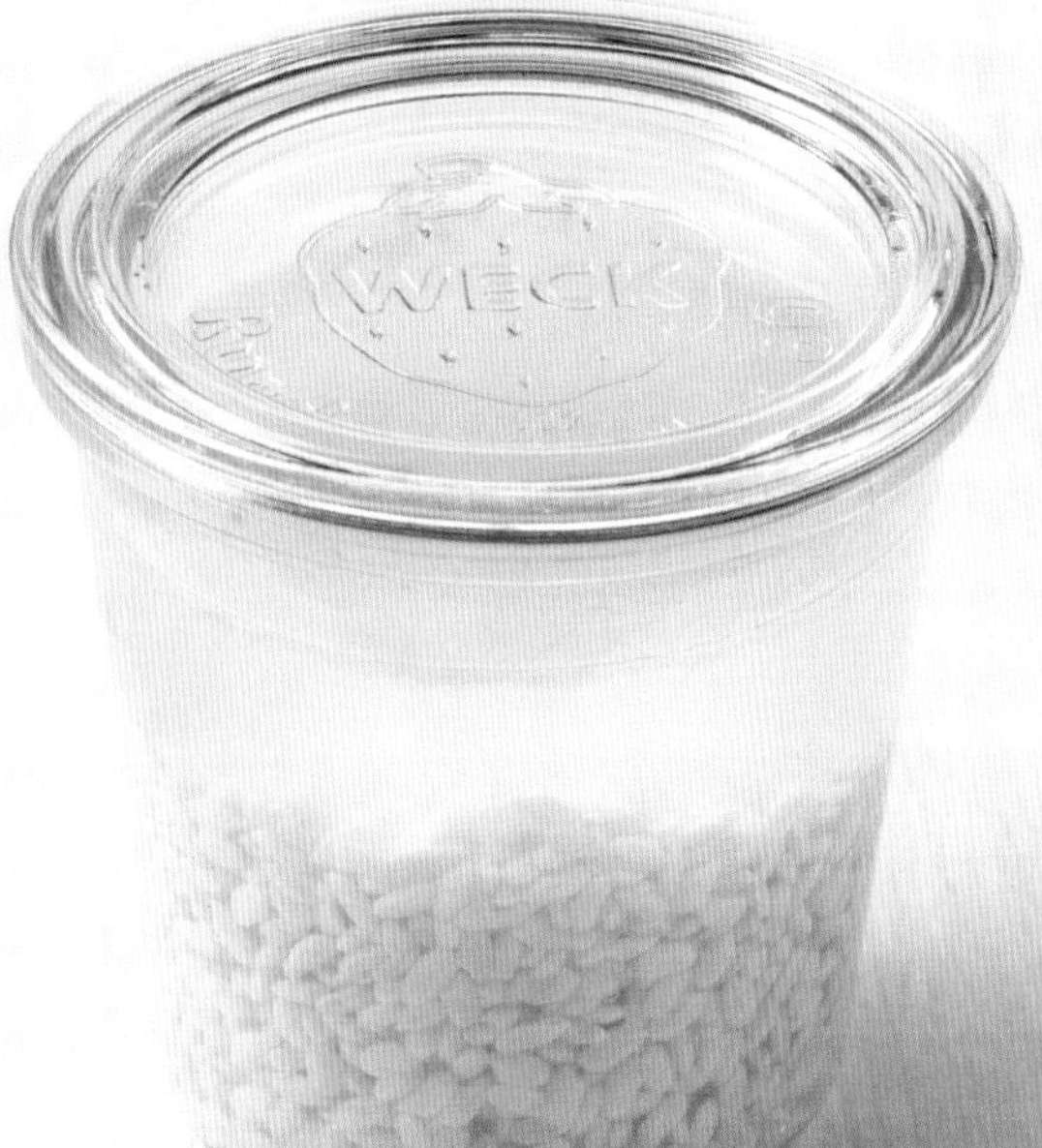

材料

米麹 …· 100g
塩 …· 50g
水 …· 1カップ

作り方

すべての材料を混ぜ合わせ、常温で1週間ほど発酵させる。真夏の場合は1日1回かきまぜますが、基本的にはそのまま置いておけば大丈夫。
麹がやわらかくなればできあがり。つぶつぶが気になる場合は、ミキサーにかけてなめらかにするとよい。
※塩の量は増減することもできるが、ある程度塩分があったほうが傷みにくい。

※44 ～ 51ページの調味料は、半分の量で作ってもOK。
※保存容器は、使用前に必ず熱湯消毒する。
※保存は冷蔵庫がおすすめ。

砂糖のかわりに！ やさしい甘さが魅力！

甘麹

材料

米麹 …… 200g

水 …… 1カップ

作り方

すべての材料を炊飯器の内釜に入れて混ぜ合わせ、6時間ほど保温する。

※ 炊飯器を使わない場合は、水を60度ほどのぬるま湯にかえて保温ポットなどに入れてもよい。

炒めものやみそ汁に！

みそ麹

材料

米麹 …… 100g

みそ …… 100g

ぬるま湯 …… ¼カップ

作り方

① 米麹にぬるま湯(60度以下)を加えて混ぜ、米麹がやわらかくなるまでふやかす。

② ❶とみそを混ぜ、常温で1週間ほど発酵させる。

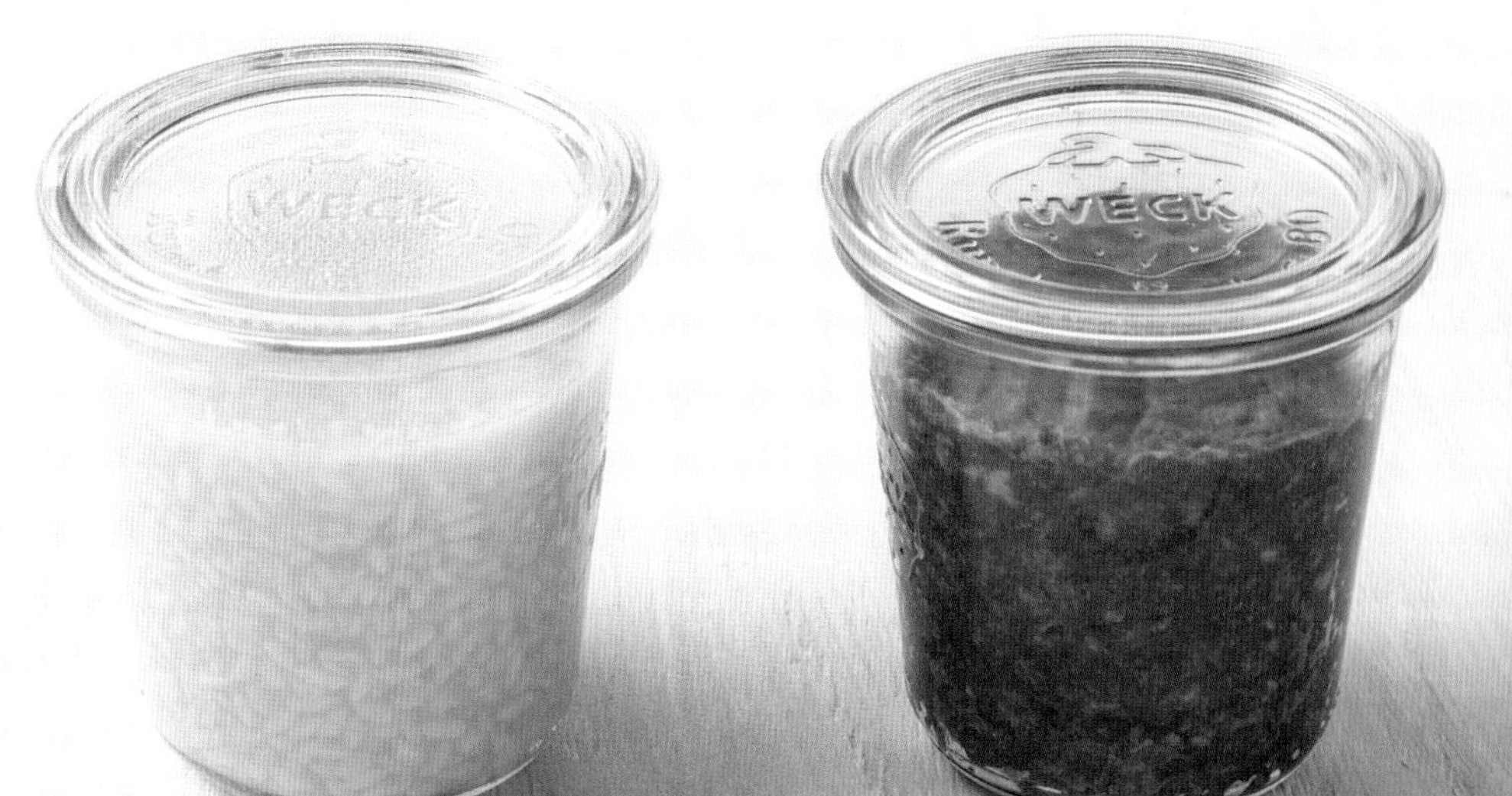

野菜や肉と炒めると美味

カレー塩麹

材料

米麹 …． 100g

カレー粉 …． 30g

塩 …． 50g

水 …． 1カップ

作り方

すべての材料を混ぜ合わせ、常温で1週間ほど発酵させる。

そのまま肉や魚にかけても！

しょうゆ麹

材料

米麹 …． 200g

しょうゆ …． 180mℓ

※麹の乾燥の度合いに応じてしょうゆの分量を調節する。

作り方

すべての材料を混ぜ合わせ、常温で1週間ほど発酵させる。ガスを逃がすため、びんのふたはゆるめに閉めるようにする。

好みに合う「ちょっとよいしょうゆ」を使うのがおすすめ！

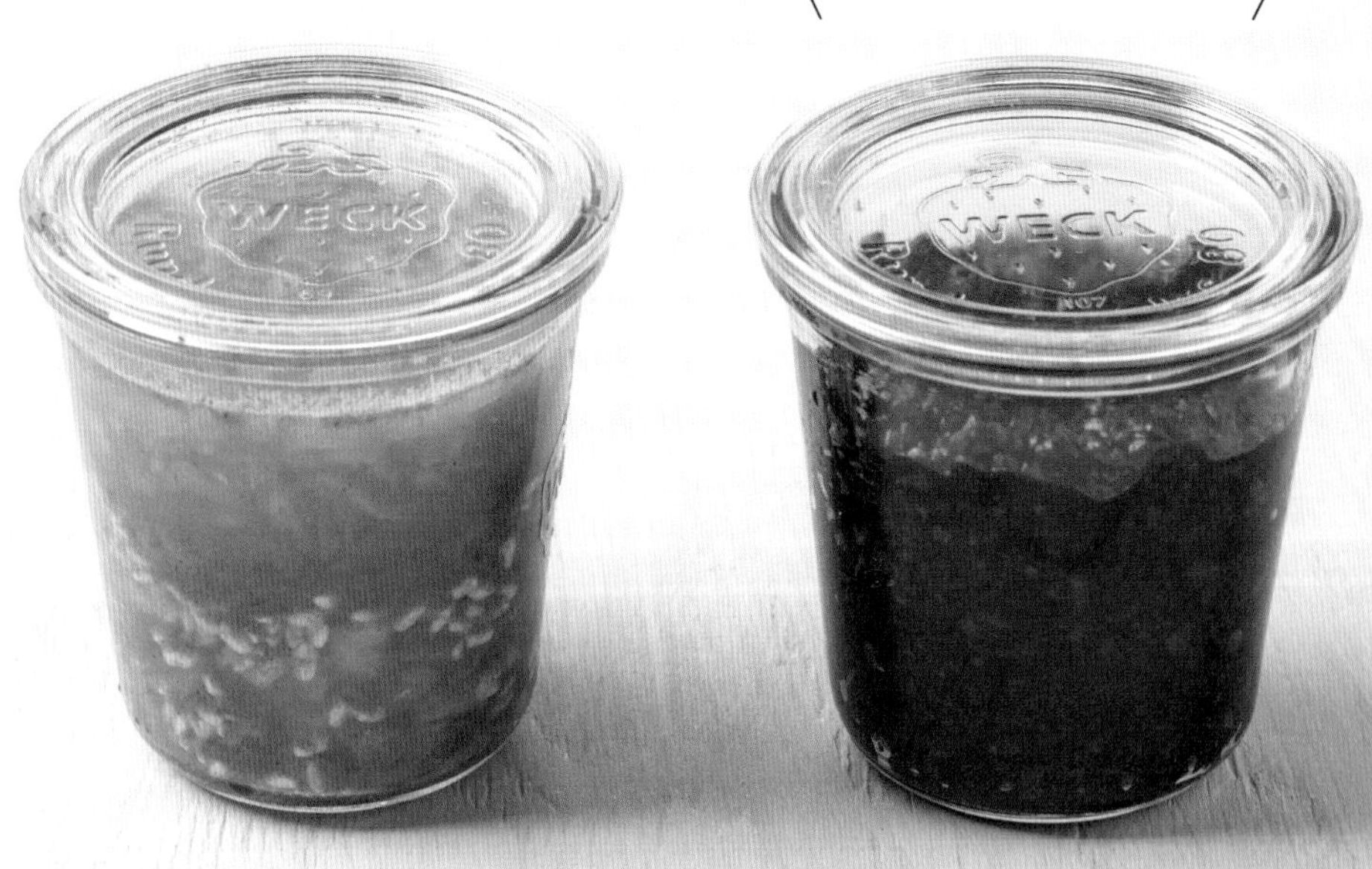

さわやかな酸味は下ごしらえにも！

梅塩麹

材料

米麹 …… 100g
完熟梅 …… 3個
塩 …… 50g
水 …… 1カップ

作り方

すべての材料を混ぜ合わせ、常温で1週間ほど発酵させる。

うまみと甘みがたまらない！

玉ねぎ塩麹

材料

米麹 …… 100g
玉ねぎ（大）…… 1個
塩 …… 50g
水 …… 1カップ

作り方

① 玉ねぎはすりおろすか、みじん切りにする。
② すべての材料を混ぜ合わせ、常温で1週間ほど発酵させる。

完熟梅は
6月～7月が旬！

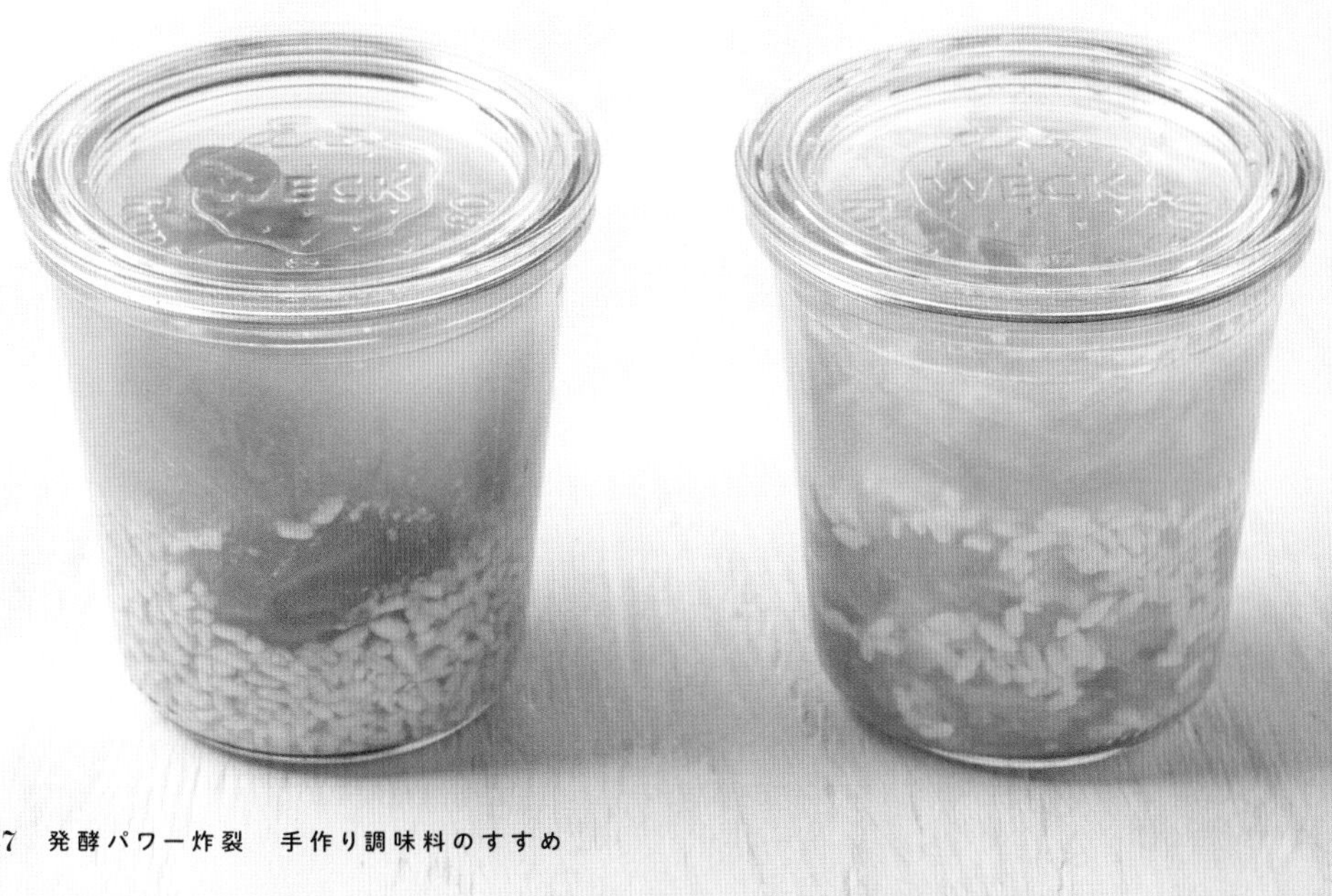

おだやかな塩味がおいしい！

みそ

材料

米麹 ···· 1kg
大豆 ···· 1kg
塩 ···· 300g

作り方

① 大豆を洗い、水(分量外)につけてひと晩おく。
② ❶の大豆を鍋に入れてたっぷりの水を加え、大豆が指で軽くつぶせる程度のやわらかさになるまで3時間ほどゆでる。
③ ❷が手でさわれるほどに冷めたら、米麹と塩を加えて混ぜる。
④ まんべんなく混ざったらミキサーにかける(またはマッシャーなどでつぶす)。空気が入らないように保存容器につめ、6カ月発酵・熟成させる。

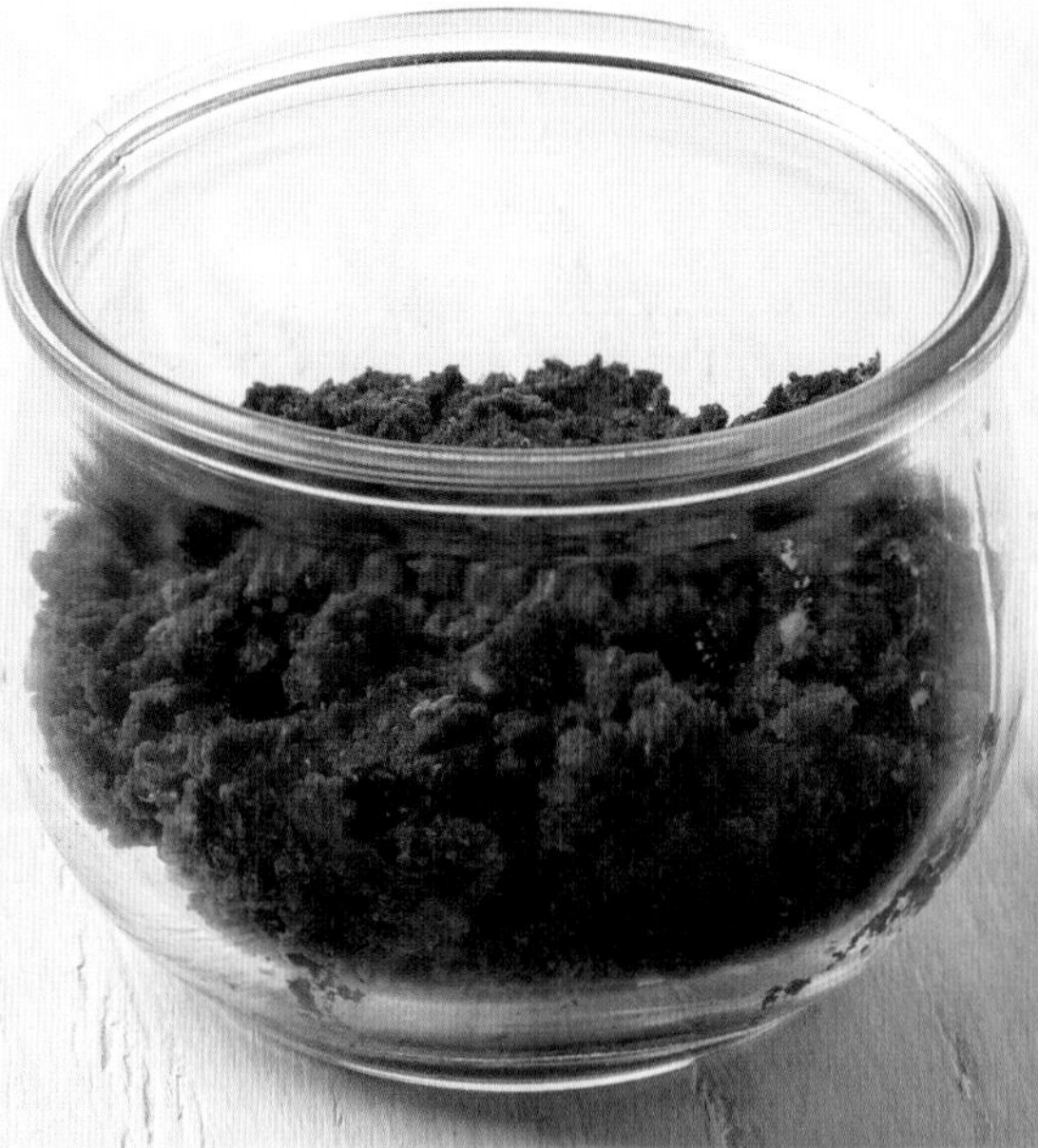

さわやかな味わいで使い方いろいろ

梅みそ

材料

みそ …… 1kg
青梅 …… 1kg
砂糖 …… 1kg
※砂糖の量は、好みに応じて調節する。

作り方

① 保存容器に、みその半量をたいらに入れ、梅の半量、砂糖の半量の順に重ねる。
② 残りの材料を❶と同じ順序で加え、常温で2週間おいてから冷蔵庫で保存する。

梅は刻んでみそに混ぜて使ってみましょう。炒めものに加えたり魚やお肉を漬けたりするほか、焼きおにぎりにもおすすめ！

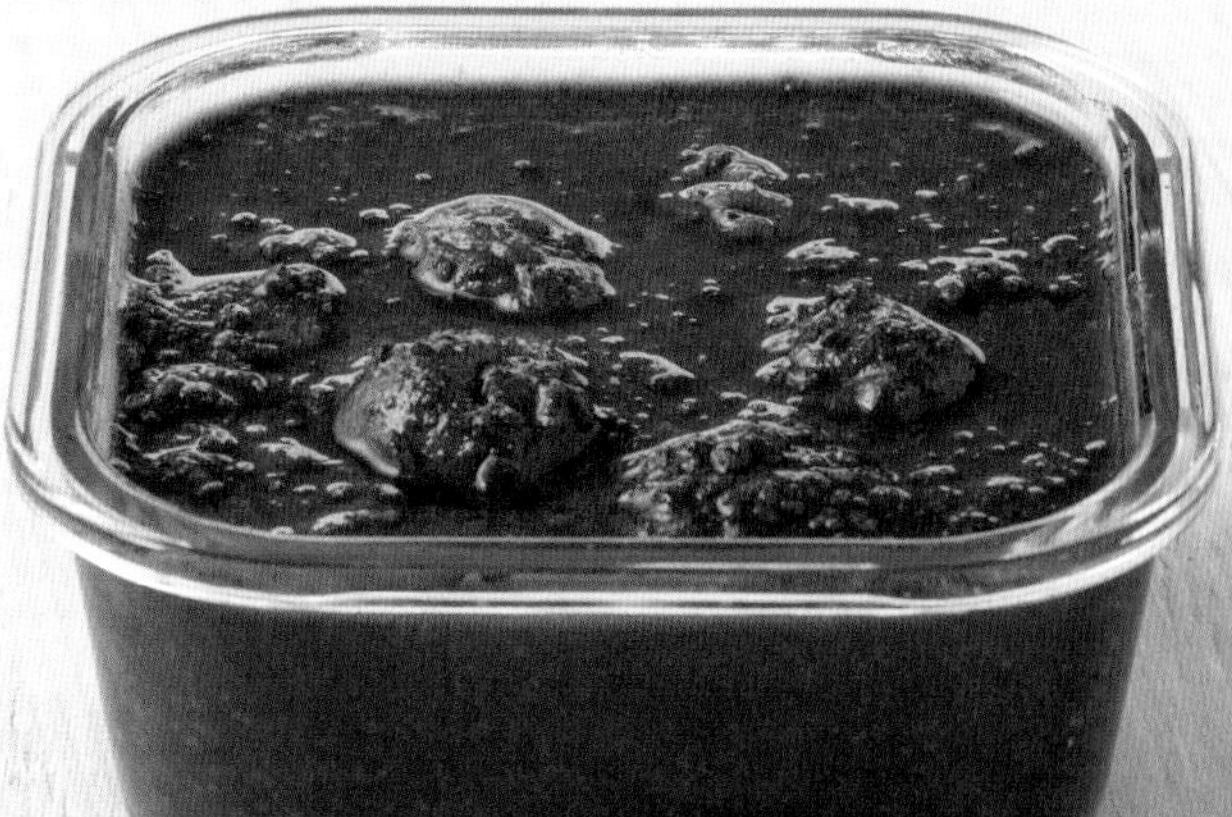

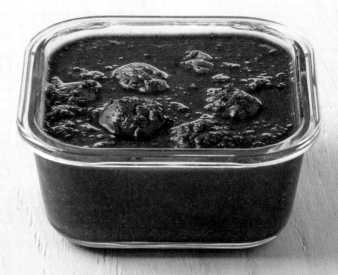

スープやドレッシングにも！

にら玉オイル

材料

にら …… 1束

玉ねぎ（大）…… 1個

オリーブオイル …… 1と½カップ

作り方

① にらは細かく刻み、玉ねぎはみじん切りにする。

② ❶とオリーブオイルを混ぜる。

ドレッシングにも使え、整腸作用も！

発酵玉ねぎ

材料

玉ねぎ（大）…… 2個

塩 …… 小さじ2

作り方

玉ねぎをみじん切りにして塩をまんべんなく混ぜ、常温で3日間おいてから冷蔵庫で保存する。

翌日から
おいしく食べられる！

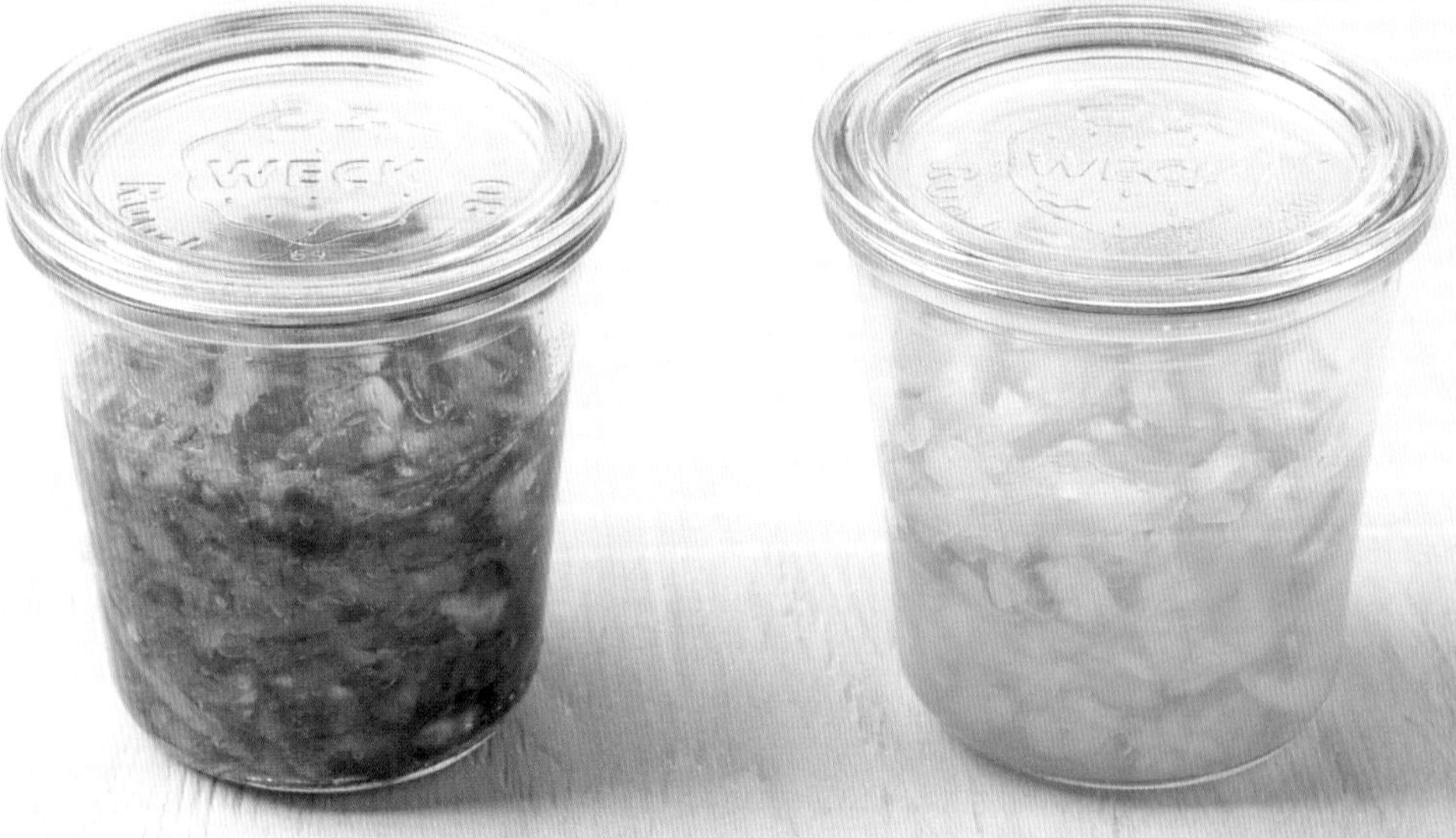

自分好みの甘辛さがたまらない！

豆《とう》板《ばん》醤《じゃん》

材料

そら豆（さやから出す）…… 100g
米麹 …… 10g
粗びき唐辛子 …… 15g
塩 …… 大さじ1と⅓
みそ …… 大さじ1

作り方

① そら豆はゆでて薄皮をむき、マッシャーなどでつぶす。

② ❶と残りの材料をすべて混ぜ、空気が入らないように保存容器につめて3カ月発酵させる。

からいものが好きなら
唐辛子を増量。
からみが苦手な人は
唐辛子少なめで
作りましょう

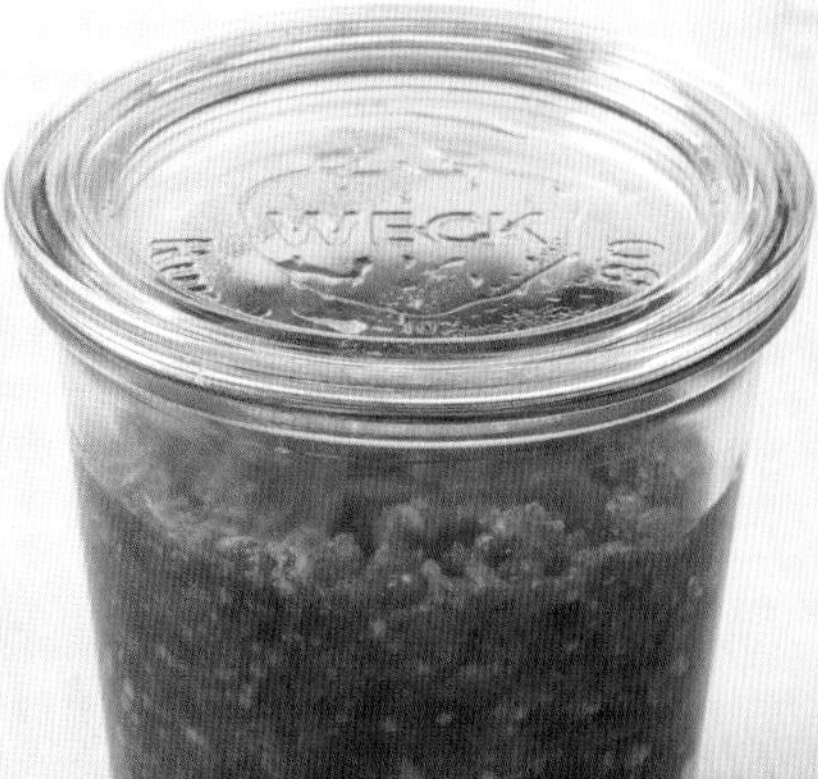

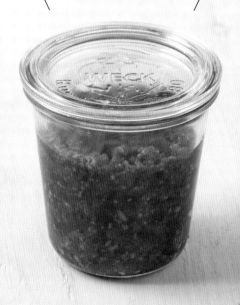

発酵×薬膳の食卓にとり入れてみたい食材

58ページから紹介しているレシピには、家庭料理ではあまり使われない食材もいくつか登場します。より「薬膳らしい一品」を楽しみたいときに、チャレンジしてみてください。

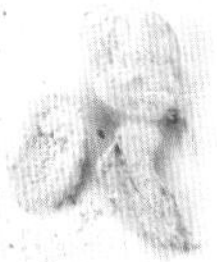

乾《かん》姜《きょう》

食性：熱　味：辛

しょうがを蒸してから乾燥させたもの。体を温め、胃腸の調子を整えるのに役立ちます。

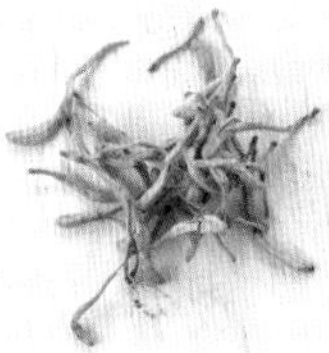

金《きん》銀《ぎん》花《か》

食性：寒　味：甘

スイカズラの花のつぼみを乾燥させたもの。体の熱を冷ます働きがあります。

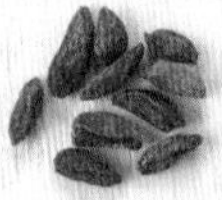

クコの実

食性：平　味：甘

ナス科の植物「枸杞《くこ》」の果実を乾燥させたもの。疲労回復などに役立ちます。

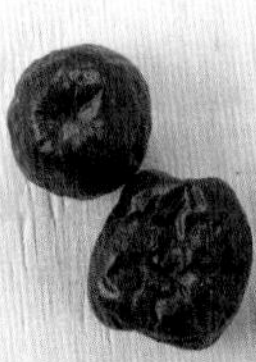

なつめ

食性：温　味：甘

クロウメモドキ科の植物の果実を乾燥させたもの。胃腸を整え、体を癒します。

なつめやしの実を乾燥させた「デーツ」とは別のもの！

五香粉《ウーシャンフェン》

食性：熱　味：ー

中国ではメジャーなスパイス。花椒、スターアニスなど5種類以上が混ぜ合わされています。

はと麦

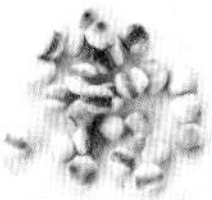

食性：涼　味：甘

はと麦の実を乾燥させたもの。「はと麦茶」として売られているのは、焙煎したもの。

発芽させたものが
「緑豆もやし」

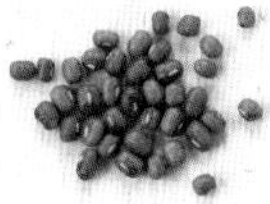

緑豆

食性：涼　味：甘

小豆の仲間であるヤエナリの種。水に浸してもどし、ゆでてから使います。

陳《ちん》皮《ぴ》

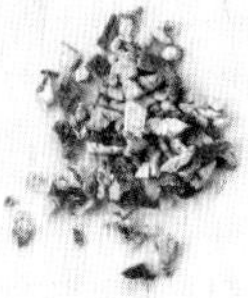

食性：温　味：辛

みかんの皮を乾燥させたもの。胃もたれや風邪の症状の改善に役立ちます。

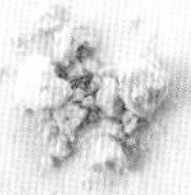

大豆粉

食性：平　味：甘

生または低温で焙煎した大豆を製粉したもの。小麦粉のかわりに使えます。

白きくらげ

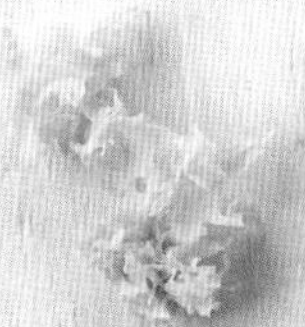

食性：平　味：甘

きのこの一種を乾燥させたもの。体のうるおいを守り、のどや肌の調子を改善します。

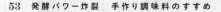

発酵×薬膳column

緑豆をゆでよう

乾物の豆は使い方が難しいイメージがありますが、
緑豆の調理方法は簡単！　おかずにもスイーツにもなる万能食材、
まとめてゆでて冷蔵しておくと便利です。

基本のゆで方

作り方

①緑豆を洗い、たっぷりの水に6時間以上浸す。

②鍋に❶の緑豆を入れ、たっぷりの水を加えて1時間ほどゆでてザルに上げる。

※保存する場合は、水けを切って保存容器へ！

①

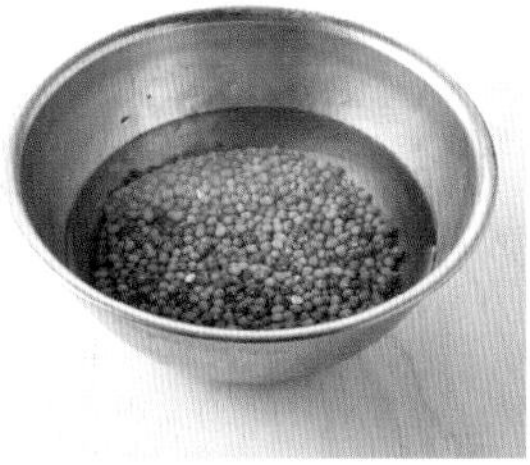

できあがり！

②

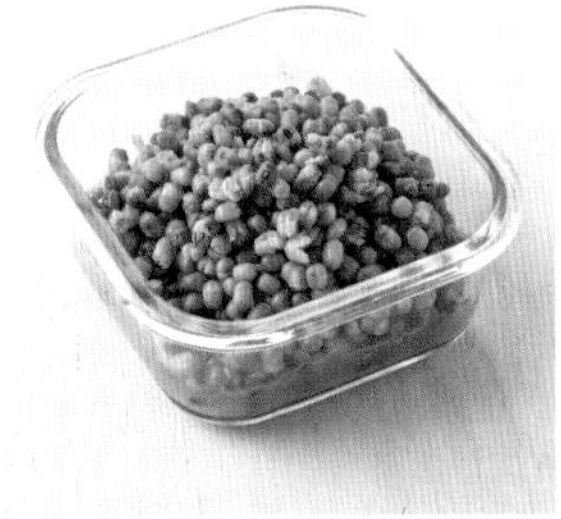

甘味をつけるなら……

材料（作りやすい分量）

緑豆 …… 50g
砂糖 …… 20g

作り方

①緑豆は「基本のゆで方」と同様に水に浸し、水けをきる。

②鍋に❶の緑豆と、豆の量の3倍の水、砂糖を加えて火にかける。

③沸騰したら弱火にし、煮汁が減って緑豆が頭を出すぐらいまでコトコト煮る。

※保存する場合は、煮汁ごと保存容器へ！

3章

心と体が喜ぶ 発酵×薬膳レシピ

香りや酸味のあるものを
積極的に食べましょう！

春

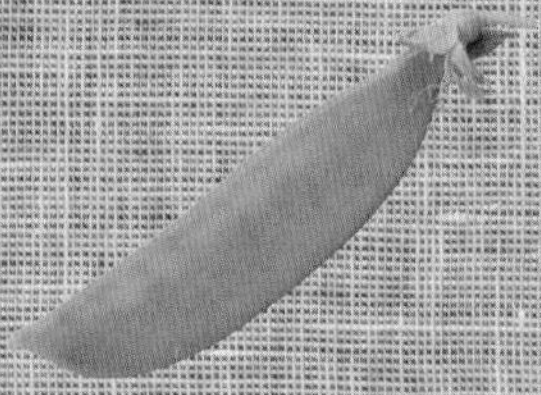

春はだんだんと陽の気が増えてきます。気の上昇により、陰陽のバランスが崩れると、気をコントロールできず、鬱やイライラを招きます。また春は、冬にためこんだ毒素を体外へ排出する食材選びも毎日を心地よく過ごす鍵! 解毒機能をもつ「肝」の働きを高める食材を積極的にとりましょう。山菜など香りのよいもの、菜の花、にんじんなどのカロテンが豊富な食材はおすすめです。また、柑橘《かんきつ》類《るい》など酸味のあるものをとることで、「肝」の働きを活性化、陰陽のバランスを整えます。

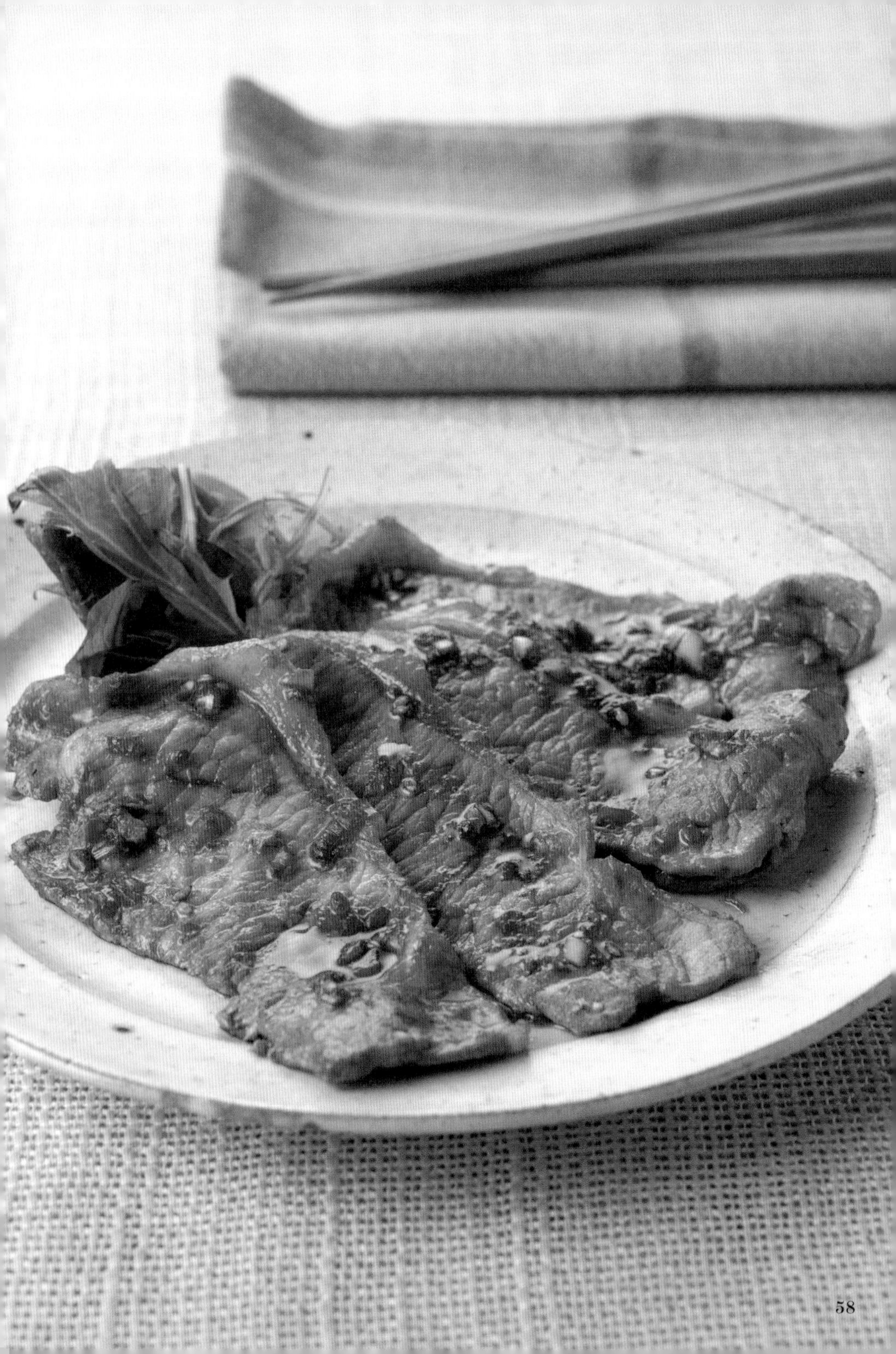

春

主菜

温

豚肉のしょうが焼き　香味ソース

材料（2人分）

豚ロースしょうが焼き用 …… 4枚
長ねぎ …… 5cm
にんにく …… ½片
しょうが …… ½かけ
A
- しょうゆ麹 …… 大さじ4と⅔
- ごま油 …… 小さじ½
- 白炒りごま …… 少々

水菜 …… 適量
ごま油 …… 小さじ½

作り方

①にんにくとしょうがはすりおろす。しょうがはよく洗い、皮をむかずにすりおろす。
②長ねぎを粗みじん切りにし、❶とともにAに加えて混ぜる。
③フライパンにごま油を熱して豚肉の両面を焼き、❷を加えてからめる。
④器に盛り、水菜を添える。

薬膳ポイント

春は体を温めすぎないほうがよいので、体を冷やす効果のあるしょうがの皮はむかずに使います。気の巡りをよくする長ねぎを加えることで、体の調子を整える効果が高まります。

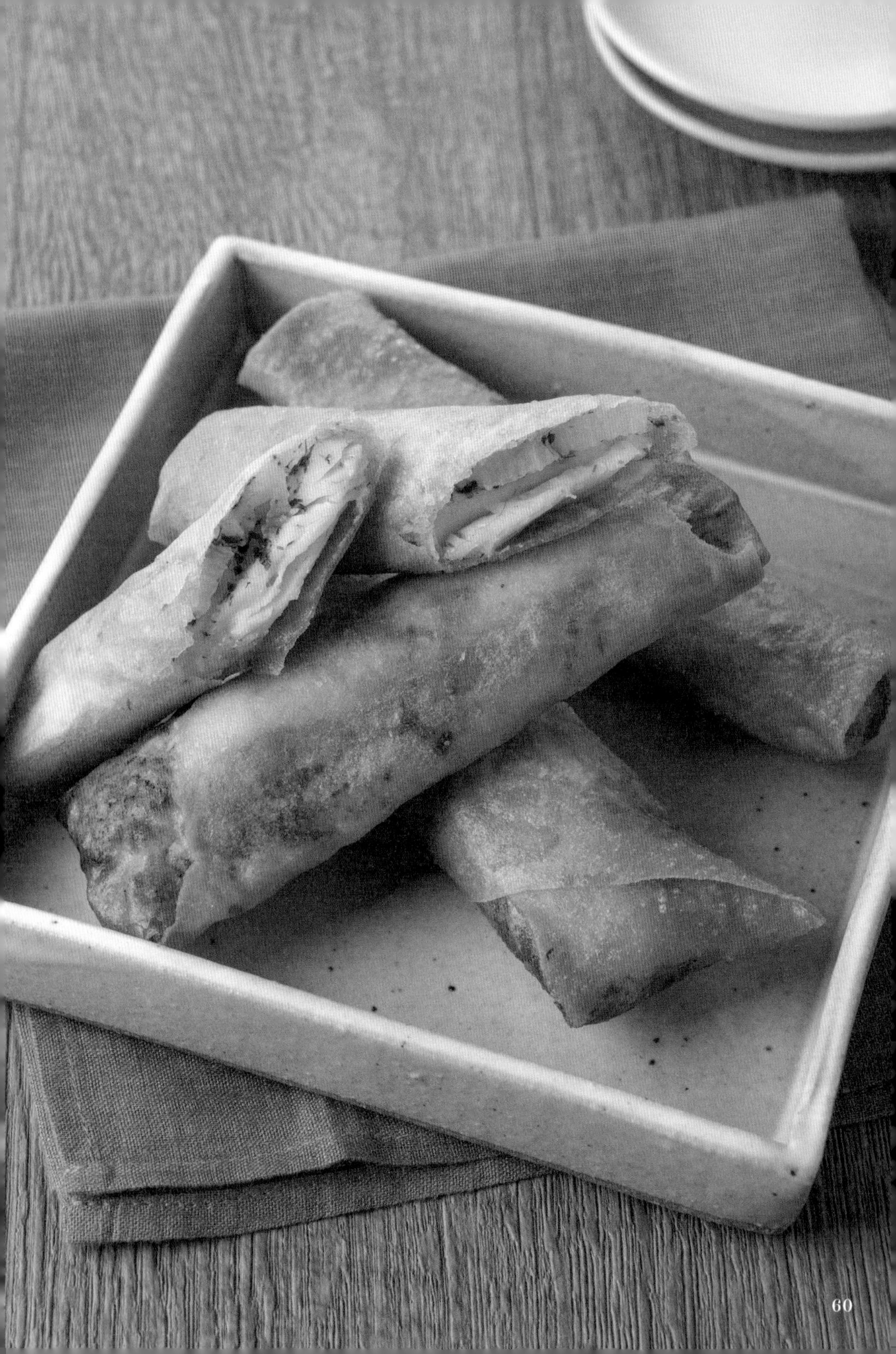

春

主菜

すずきと山いもの春巻き

平

材料（2人分）

すずき（切り身）…… 2切れ
山いも …… 120g
春巻きの皮 …… 4枚
青のり …… 2g
塩麹 …… 大さじ1
水溶き小麦粉 …… 適量
揚げ油（サラダ油）…… 適量

作り方

①すずきの切り身はそれぞれ半分に切り分け、塩麹をまぶす。
②山いもを短冊切りにする。
③春巻きの皮に❶を1つと❷の¼量をのせ、青のりの¼量をふる。しっかり巻き、巻き終わりを水溶き小麦粉でとめる。
④揚げ油を中温（170～180度）に熱し、こんがりと焼き色がつくまで❸を揚げる。

薬膳ポイント

すずきや山いもは、不足している気、「血」などを補い、体の疲れをとってくれる食材です。冬の間にかたまった体をほぐし、活動的に過ごすのを助けてくれます。

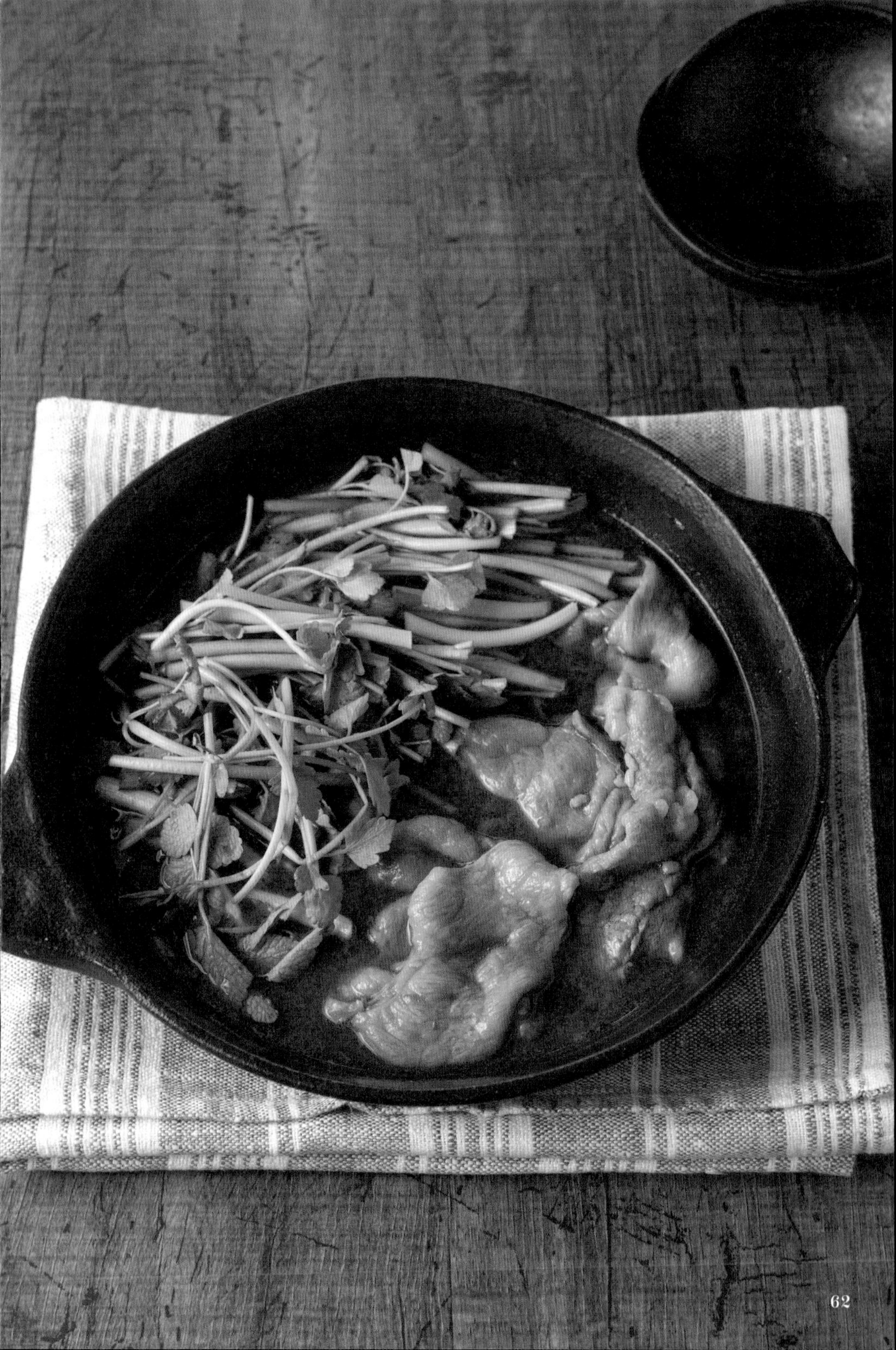

春

主菜

温

牛肉とせりのすき焼き風

材料（2人分）

牛肉（すき焼き用）…… 150g
せり …… 1束

A
- 甘麹 …… 大さじ2と⅔
- しょうゆ麹 …… 大さじ1と½
- 水 …… ⅔カップ

作り方

① せりは5㎝長さに切る。
② 牛肉は食べやすい大きさに切る。
③ 鍋にAを入れて火にかけ、沸騰したら❷を加えてさっと火を通す。
④ ❶を加え、ひと煮たちさせる。

薬膳ポイント

せりは肝の働きを助ける作用がとても高い食材です。体力を高める効果のある牛肉と組み合わせることで、春の邪気の侵入を防ぐ効果が期待できます。

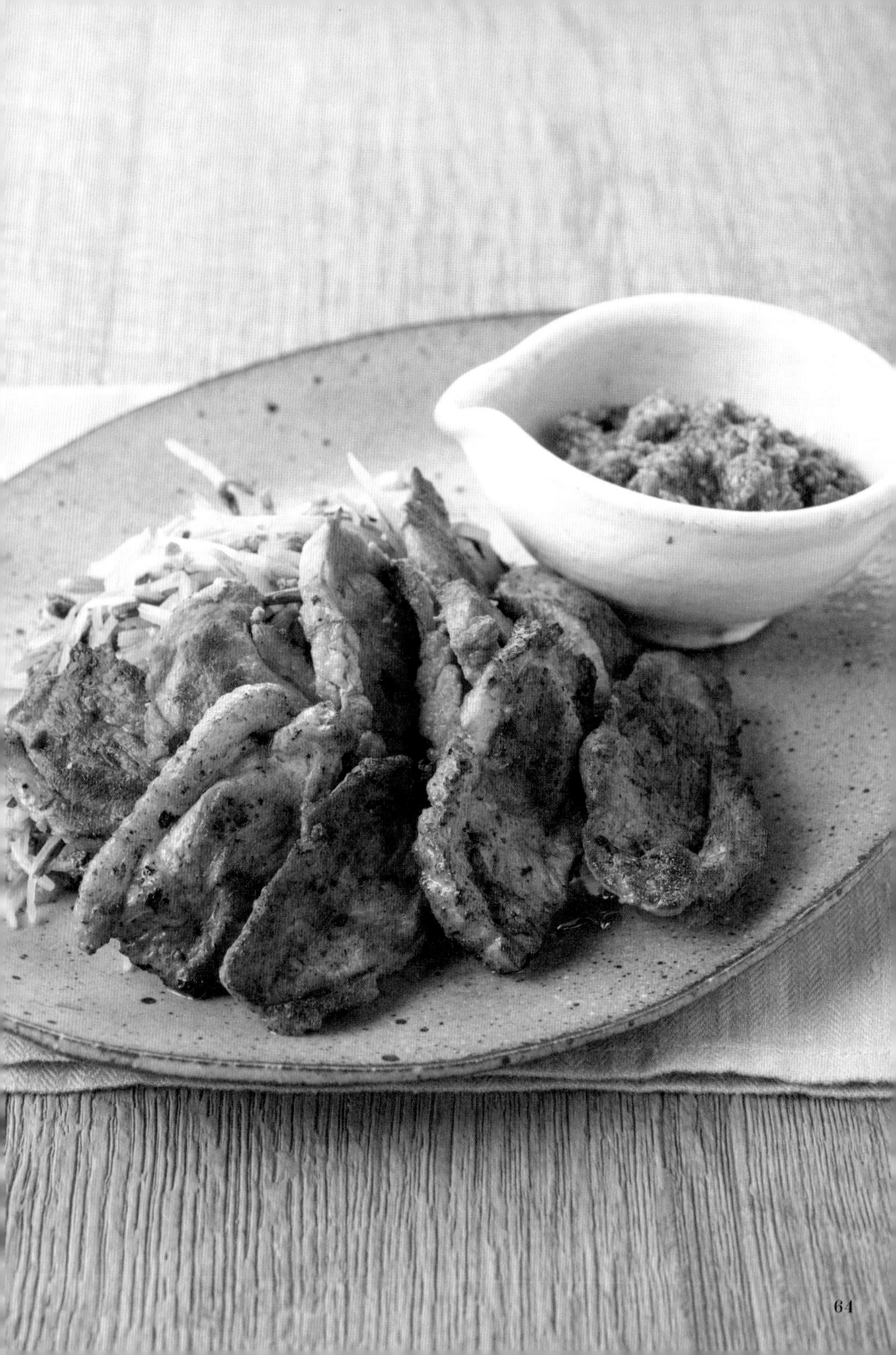

春

主菜

平

鴨と水菜のごま甘麹あえ

材料（2人分）

鴨ロース肉 …… 10枚

水菜 …… ½束

A
- 甘麹 …… 大さじ1
- みそ …… 大さじ1
- 白すりごま …… 大さじ½

五香粉（あれば） …… 少々

作り方

① 水菜は3㎝長さに切り、さっとゆでて水けをきる。

② 鴨肉は、フライパンで両面をしっかり焼く。

③ 器に❶、❷を盛り、五香粉をふる。食べる直前にAを混ぜ合わせたものをかけ、全体を軽くあえる。

薬膳ポイント

鴨肉は体のうるおいを保つ「陰」の力を養います。陽の気を上げすぎないためにも、適度に陰の食材をとることで、体のバランスが整います。

春

副菜

温

かぶとえびの麹酢みそあえ

材料（2人分）

かぶ …. 1個

えび …. 4尾

A
- 赤玉ねぎ（みじん切り） …. ¼個
- みそ …. 大さじ½
- 甘麹 …. 小さじ1
- 酢 …. 大さじ⅓
- 陳皮（あれば） …. 少々

かぶの葉（小口切り） …. 適量

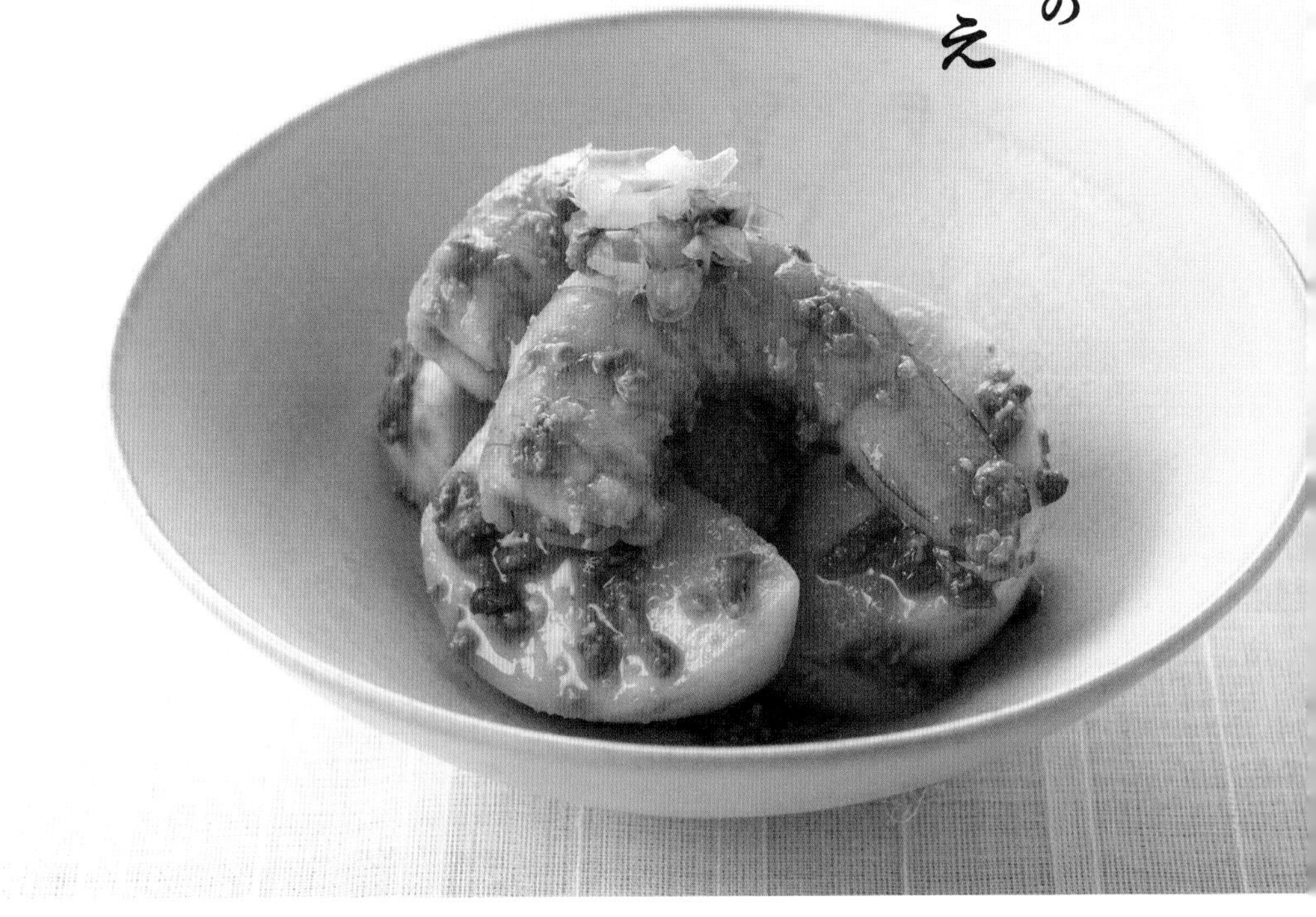

作り方

① かぶは八つ割りにする。えびは尾を1節残して殻をむき、半分に切る。

② ❶をゆで、粗熱がとれたら混ぜ合わせたAであえる。3時間ほど時間をおくと、味がよくなじむ。

③ 器に盛り、かぶの葉を添える。

薬膳ポイント

かぶには胃の働きと、気の巡りを良くする効果があります。胃の働きがよくなると肝の働きもよくなります。体を温め、胃の働きをよくするえびに、同じく胃の働きを整えるみそを合わせることで健胃整腸を心がけましょう。

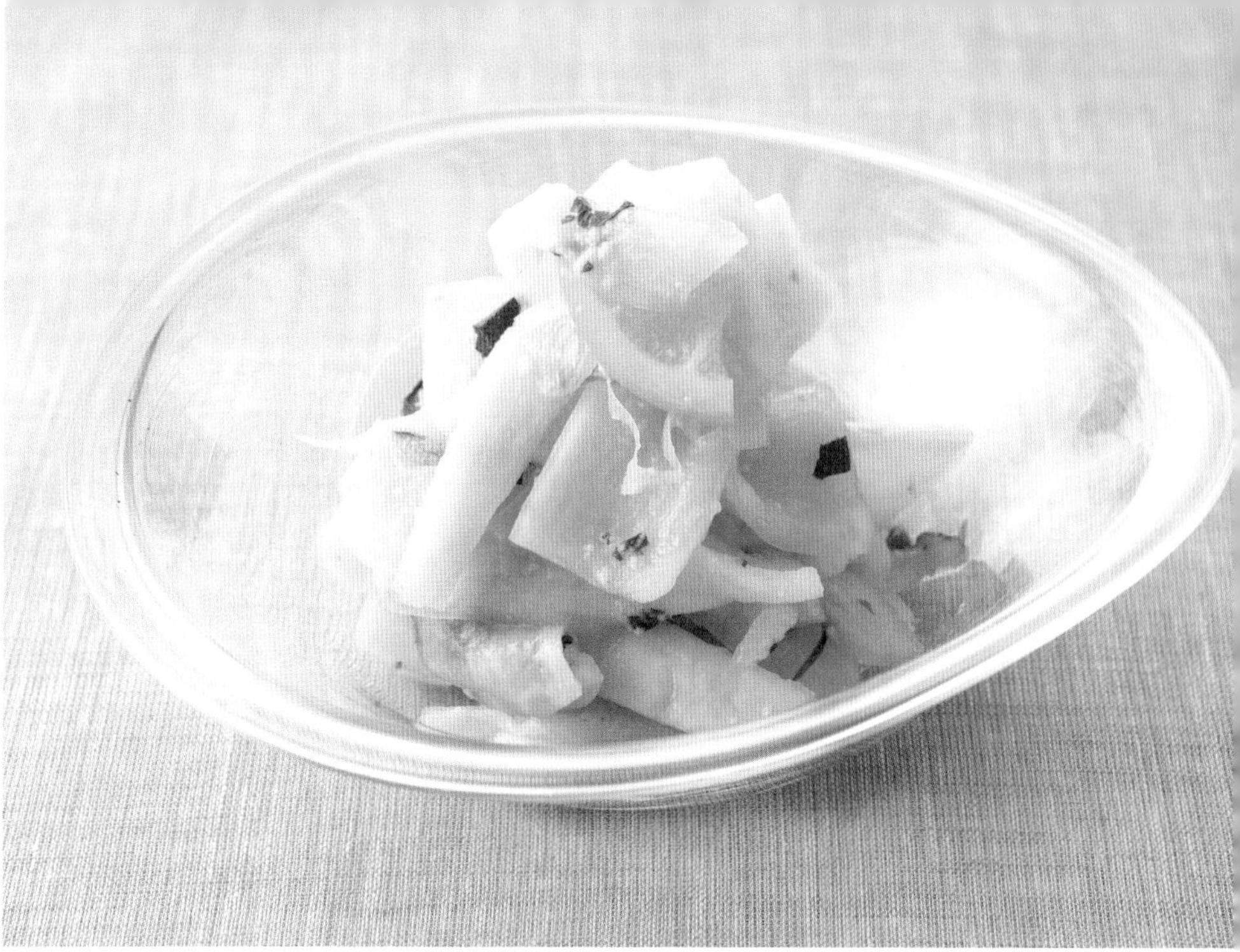

春

副菜

大根と青じそのレモン漬け

涼

材料（2人分）

大根 …. 5㎝
青じそ …. 2枚
レモン（国産） …. ¼個
塩麹、甘麹 …. 各大さじ1と⅓
赤唐辛子（輪切り） …. 適量

作り方

① 大根は薄い短冊切り、青じそはせん切りにする。レモンは薄いいちょう切りにする。
② ❶に塩麹と甘麹を加えてよくもみ、15分以上なじませる。3時間ほどおくと味がよくなじむ。
③ ❷の水けをしぼり、赤唐辛子を混ぜる。

薬膳ポイント

大根は消化を助け、胃の働きをよくします。また免疫力を高める青じそは、花粉症やアレルギー症状に効果的。春の風邪などを防ぐのにも役立ちます。

春

副菜

しいたけとこんにゃくの白あえ

涼

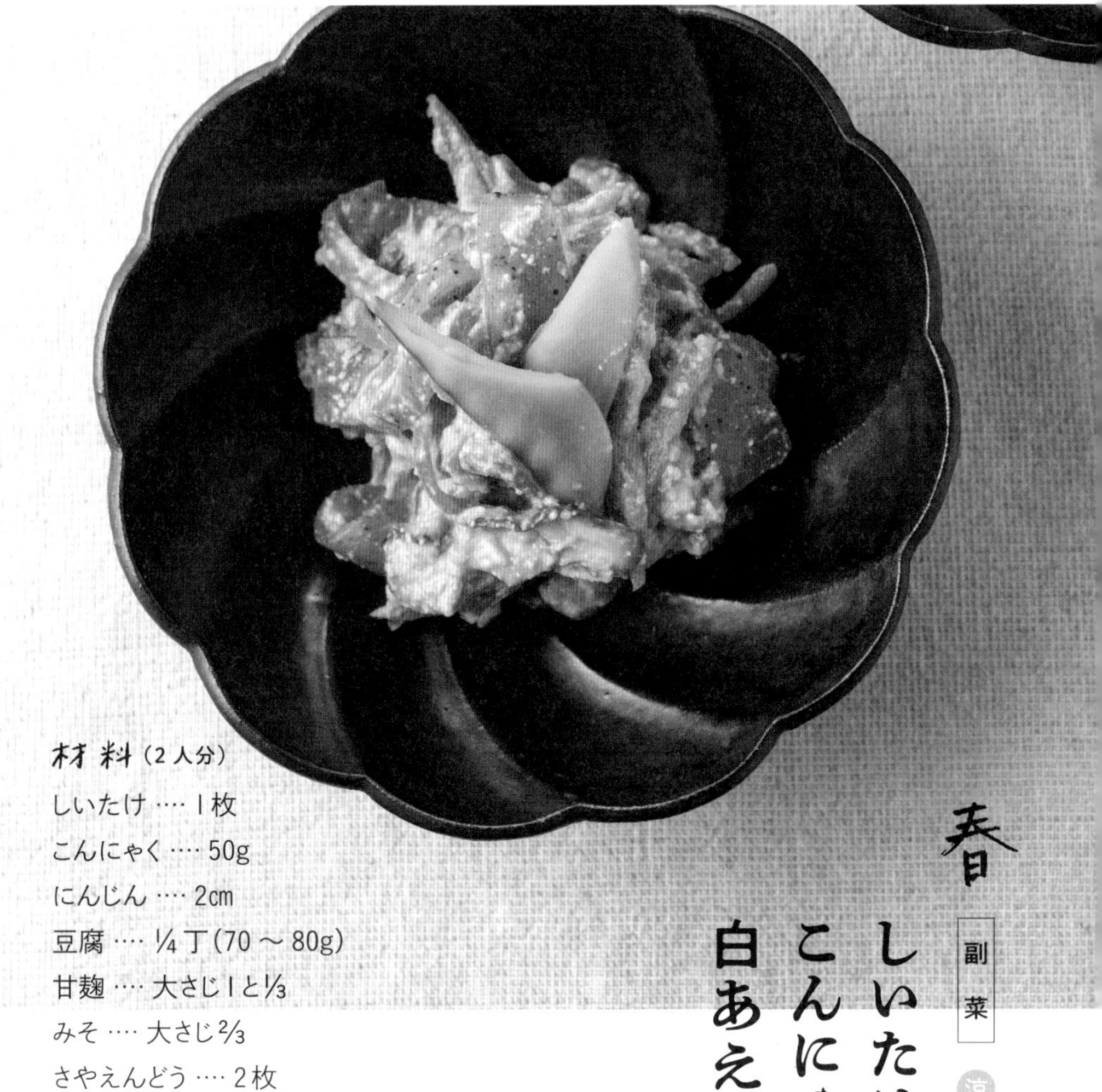

材料（2人分）

しいたけ …… 1枚
こんにゃく …… 50g
にんじん …… 2㎝
豆腐 …… ¼丁（70〜80g）
甘麹 …… 大さじ1と⅓
みそ …… 大さじ⅔
さやえんどう …… 2枚

作り方

① しいたけとにんじんは細いせん切り、こんにゃくは薄切りにする。熱湯でさっとゆでて水けをきる。
② 豆腐はしっかり水きりして裏ごしし、甘麹、みそを加えてよく混ぜる。
③ ❶を❷であえる。器に盛り、ゆでたさやえんどうを添える。

薬膳ポイント

気の巡りをよくするしいたけは、冬から春の気温の変化で乱れやすい自律神経を整える効果も抜群！　こんにゃくと合わせることで、陰陽のバランスもとれます。

春

副菜

平

クレソンのにら玉おひたし

材料（2人分）

クレソン …… 1束

A
- にら玉オイル …… 大さじ1
- ポン酢しょうゆ …… 大さじ2

作り方

① クレソンは3cm長さに切り、さっとゆでて水けをきる。

② あら熱がとれたら水けをしぼり、混ぜ合わせたAを加えてあえる。

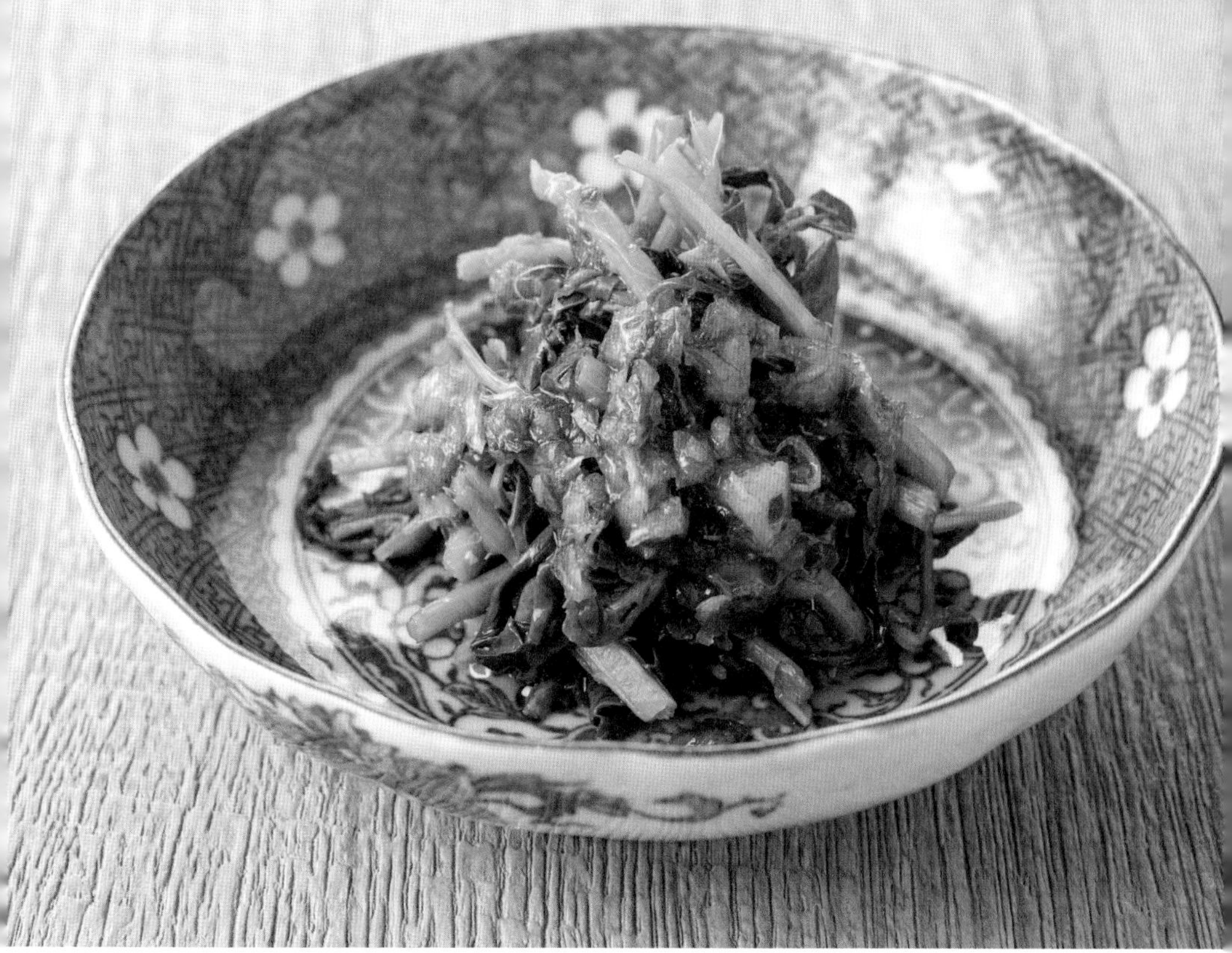

薬膳ポイント

クレソン、にら、玉ねぎは胃の働きを助けて、気の巡りをスムーズにしてくれる食材です。あわせてとることで胃もたれや疲れを改善する効果があります。

春

副菜 平

アスパラガスのごまみそあえ

材料（2人分）

グリーンアスパラガス …… 2本

A
- 白すりごま …… 大さじ1と1/3
- みそ …… 小さじ1
- 甘麹 …… 大さじ1/2

パプリカ（赤）…… 適量

塩 …… 少々

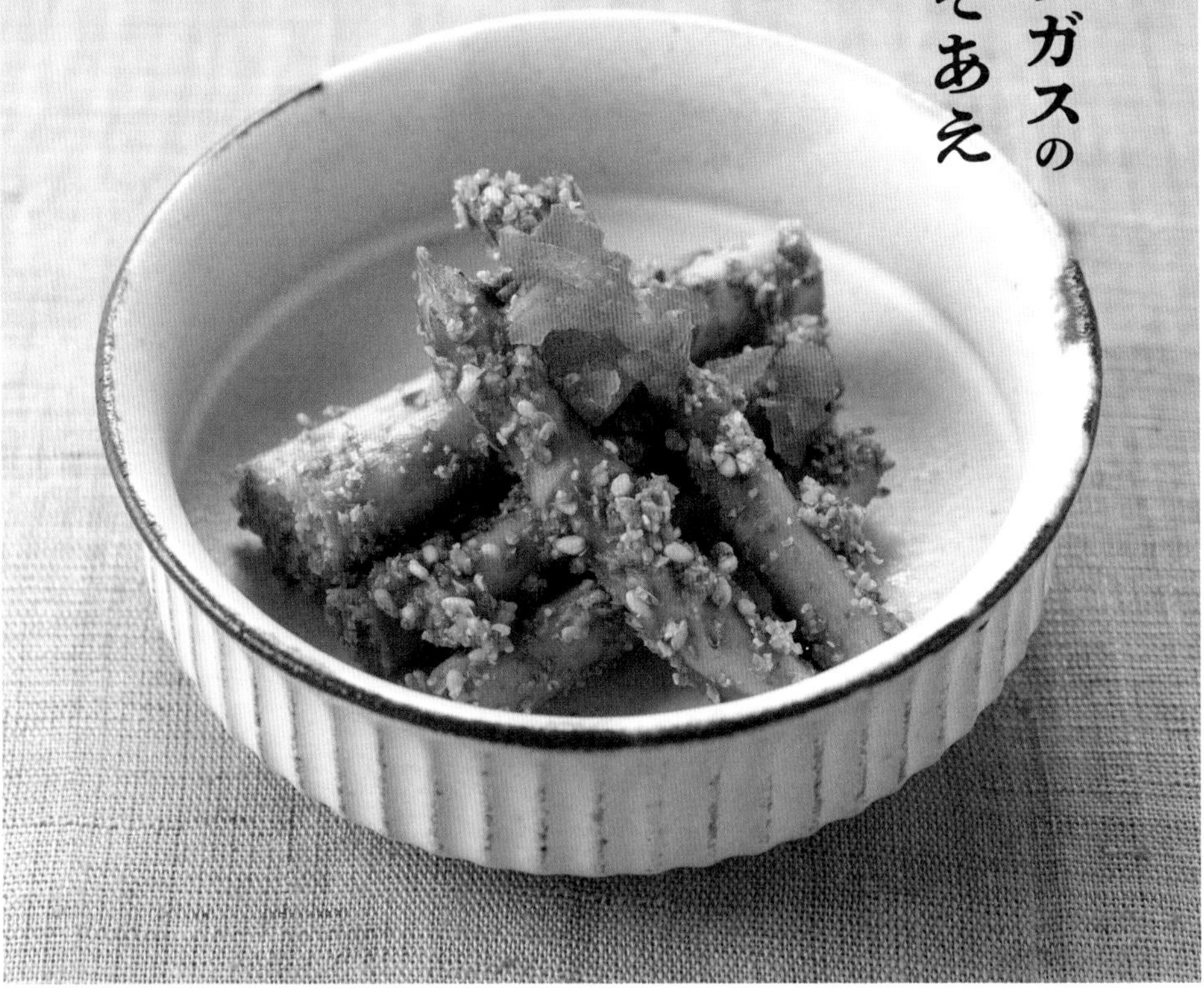

作り方

① アスパラガスは3㎝長さに切り、塩を加えた熱湯でさっとゆでる。氷水にさらし、水けをきる。

② ❶をよく混ぜ合わせたAであえる。

③ 器に盛り、細かく切ったパプリカを添える。

薬膳ポイント

気を整え、体をうるおすアスパラガスとごまは、疲労回復を促し、春の邪気から体を守ります。

また、アスパラガスはのどの不調を感じるときにもおすすめの食材です。

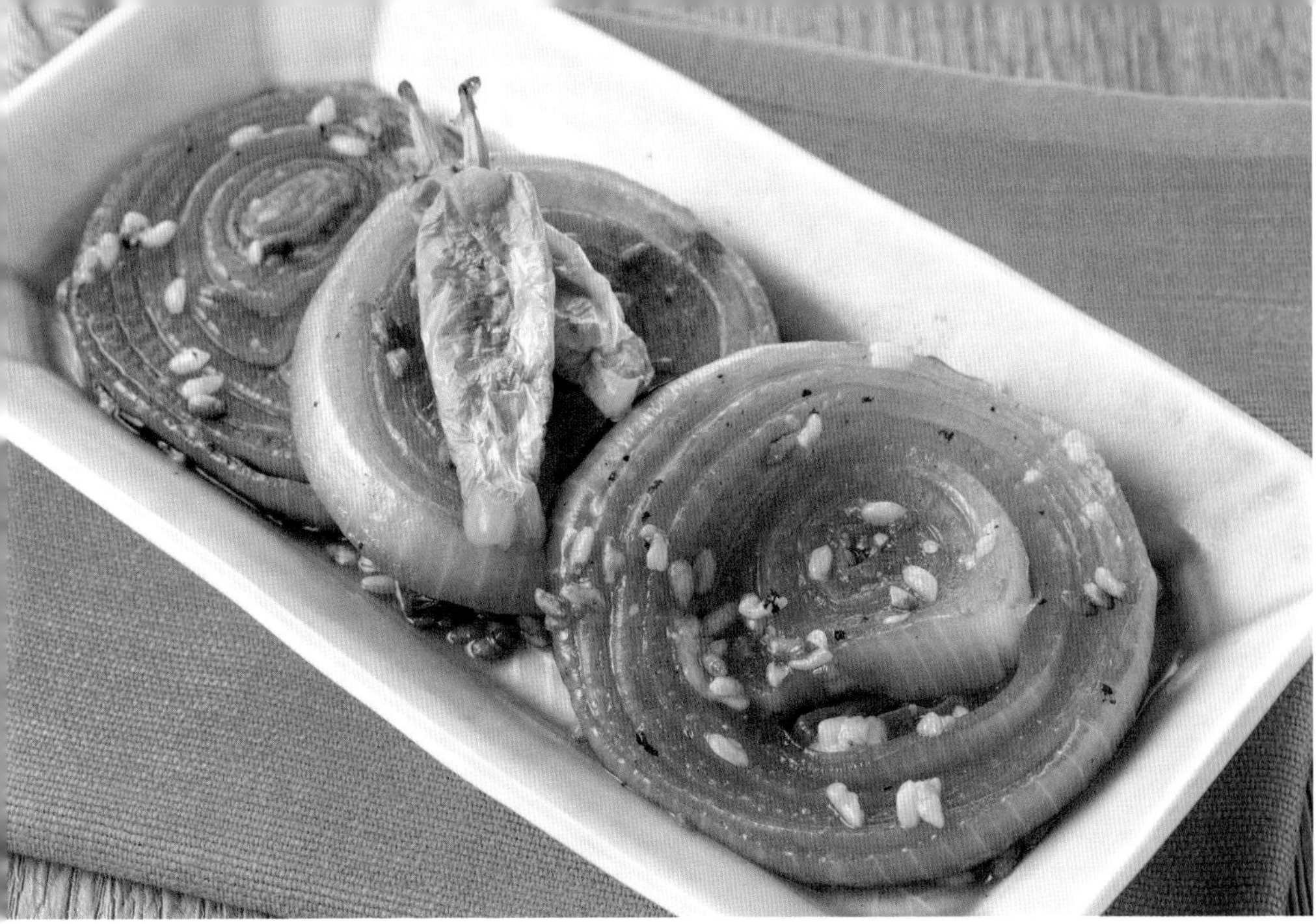

春

副菜　温

新玉ねぎの焼きびたし

材料（2人分）

玉ねぎ …… 1個

ししとう …… 2本

A
- だし汁 …… ½カップ
- しょうゆ麹 …… 大さじ1と⅔
- 甘麹 …… 大さじ1

オリーブオイル …… 大さじ1

白炒りごま …… 適量

作り方

① 玉ねぎは1㎝厚さの輪切りにする。

② フライパンにオリーブオイルを熱し、❶とししとうの両面を焼く。ししとうは焼けたら取り出しておく。

③ 混ぜ合わせたAを加えてひと煮立ちさせる。器に盛って白ごまをふり、❷のししとうを添える。

薬膳ポイント

玉ねぎは弱った脾の働きを高め、肝の働きを改善。胃の働きを整え、消化も促進します。

春

主食

温

レモンと鶏肉の炊き込みごはん

材料（作りやすい分量）

米 …… 3合

レモン（国産）…… ½個

水 …… 3カップ

鶏もも肉 …… 100g

A｜玉ねぎ塩麹、塩麹 …… 各大さじ1

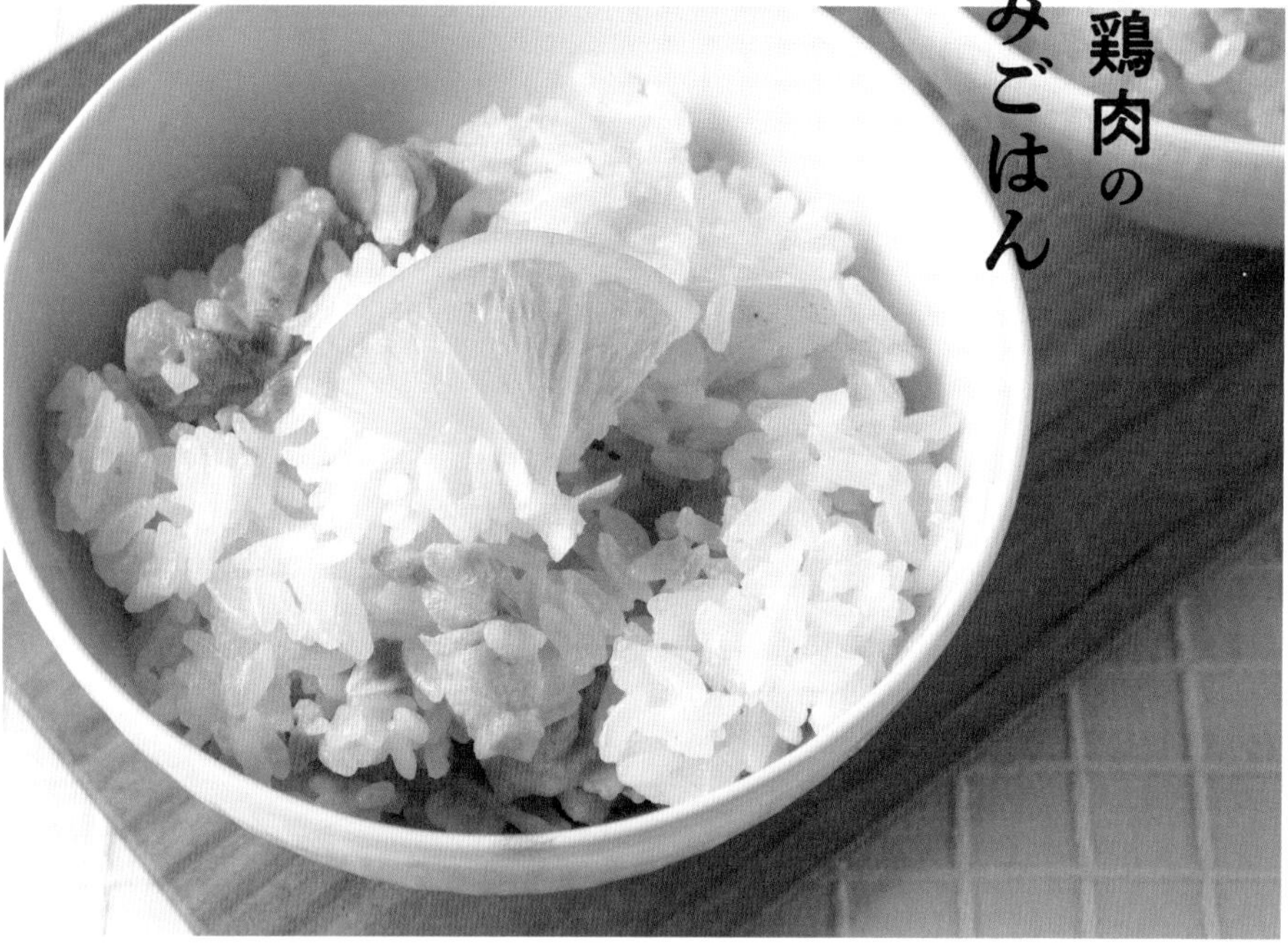

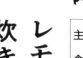

作り方

① 鶏肉は1cm角に切る。レモンは薄いいちょう切りにする。

② フライパンを熱して❶の鶏肉を炒め、分量の水を加える。ひと煮立ちさせて火を止め、十分に冷ます。

③ といで水けをきった米を炊飯器の内釜に入れる。❷を煮汁ごと加え、❶のレモンとAを入れる。混ぜずに、通常通りに炊く。

薬膳ポイント

レモンなど酸味の食材は、肝の働きを助け、鶏肉は疲労回復に効果的な食材です。なんとなく元気が出ない時におすすめです。

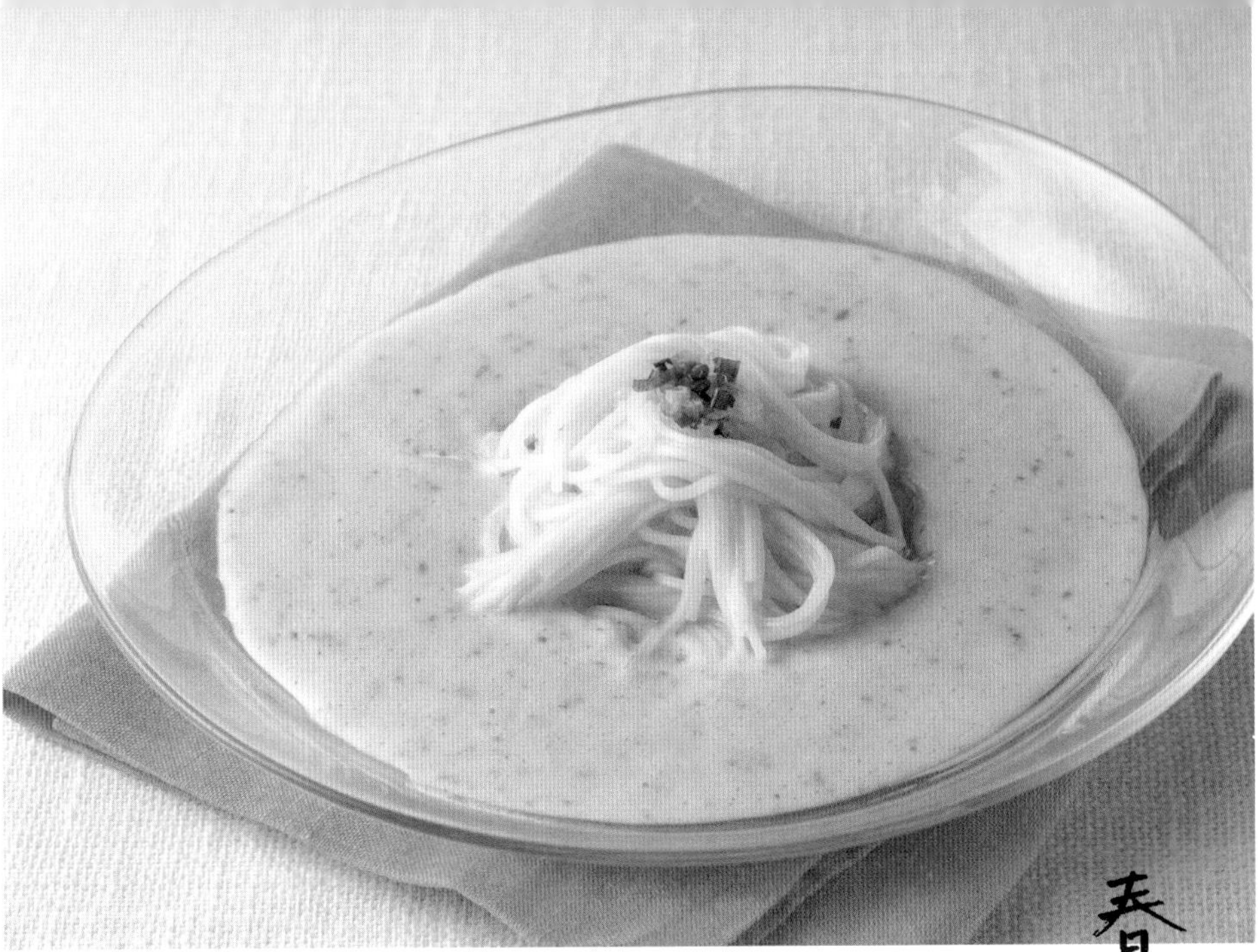

春

主食

涼

青じそのヴィシソワーズ風カッペリーニ

材料（2人分）

パスタ（カッペリーニ）…… 160g
じゃがいも …… 1個

A	青じそ（みじん切り）…… 5枚
	豆乳 …… 1と¼カップ
	玉ねぎ塩麹 …… 大さじ1と½

細ねぎ（小口切り）…… 適量

作り方

① じゃがいもは小さめに切ってゆで、水けをきってつぶす。
② ❶にAを加えてよく混ぜ合わせる。ミキサーにかけると、よりなめらかに仕上がる。
③ カッペリーニを表示時間どおりにゆでて冷水にとり、水けをしっかりきる。
④ ❷、❸を器に盛り、細ねぎをちらす。

薬膳ポイント

パスタなど、小麦の食品は陰の気を補い、気の上がりすぎを防ぎます。また免疫力を高める青じそはアレルギー症状の改善にも効果的。2つの食材の組み合わせは、春に起こるイライラ解消効果も！

春

スイーツ

温

薬膳茶ゼリー

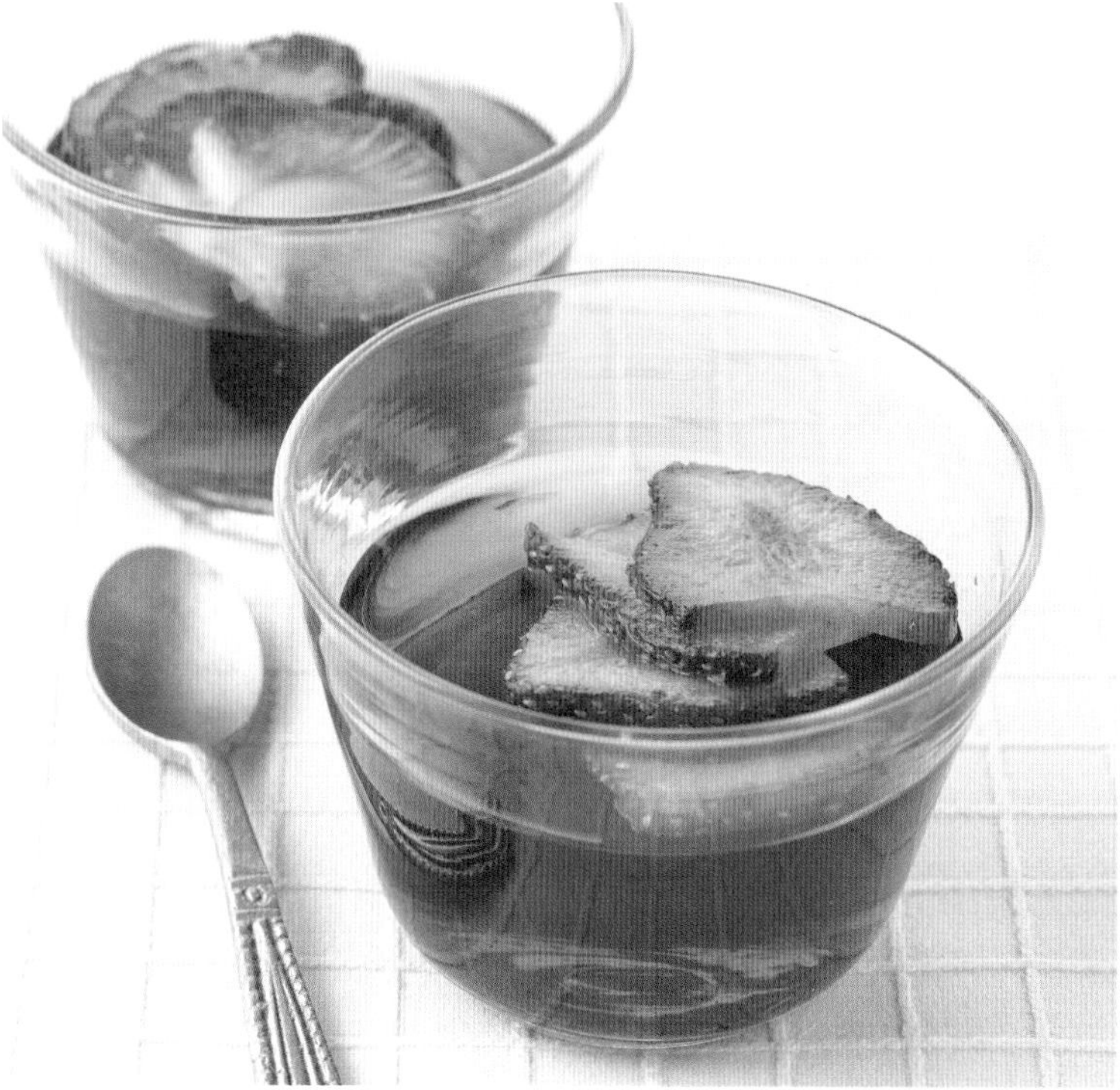

材料（2人分）

A
- 紅茶の茶葉 …… 5g
- ジャスミン（またはジャスミンティーの茶葉）…… 2〜3g
- 水 …… ⅔カップ
- （※ジャスミンティーの茶葉で作る際は紅茶は不要）

B
- 粉ゼラチン …… 5g
- 水 …… 大さじ1と⅔

砂糖 …… 大さじ1と⅔

いちご …… 2個

作り方

① Bの粉ゼラチンを分量の水でふやかしておく。

② Aの水を沸騰させて火を止め、紅茶の茶葉とジャスミンを入れて3分ほど蒸らす。

③ ❷をこしながらボウルに入れ、砂糖と❶を加えて溶かす。

④ 器に注ぎ分け、冷蔵庫で冷やしかためる。薄切りにしたいちごを飾る。

薬膳ポイント

ジャスミンは気の流れを整える効果があり、イライラや緊張時に効果的です。いちごには胃の働きを整え、水分を補う効果があり、心身ともにスッキリできます。

春

ドリンク

涼

グレープフルーツラッシー

材料（2人分）

グレープフルーツ（ルビー）…… 1個

A 豆乳 …… 1と1/4カップ
　甘麹 …… 1/4カップ

作り方

① グレープフルーツは薄皮をとる。飾り用に少しとり分け、残りを細かくほぐす。

② ❶とAを混ぜ合わせる。グラスに注ぎ、飾り用のグレープフルーツをのせる。

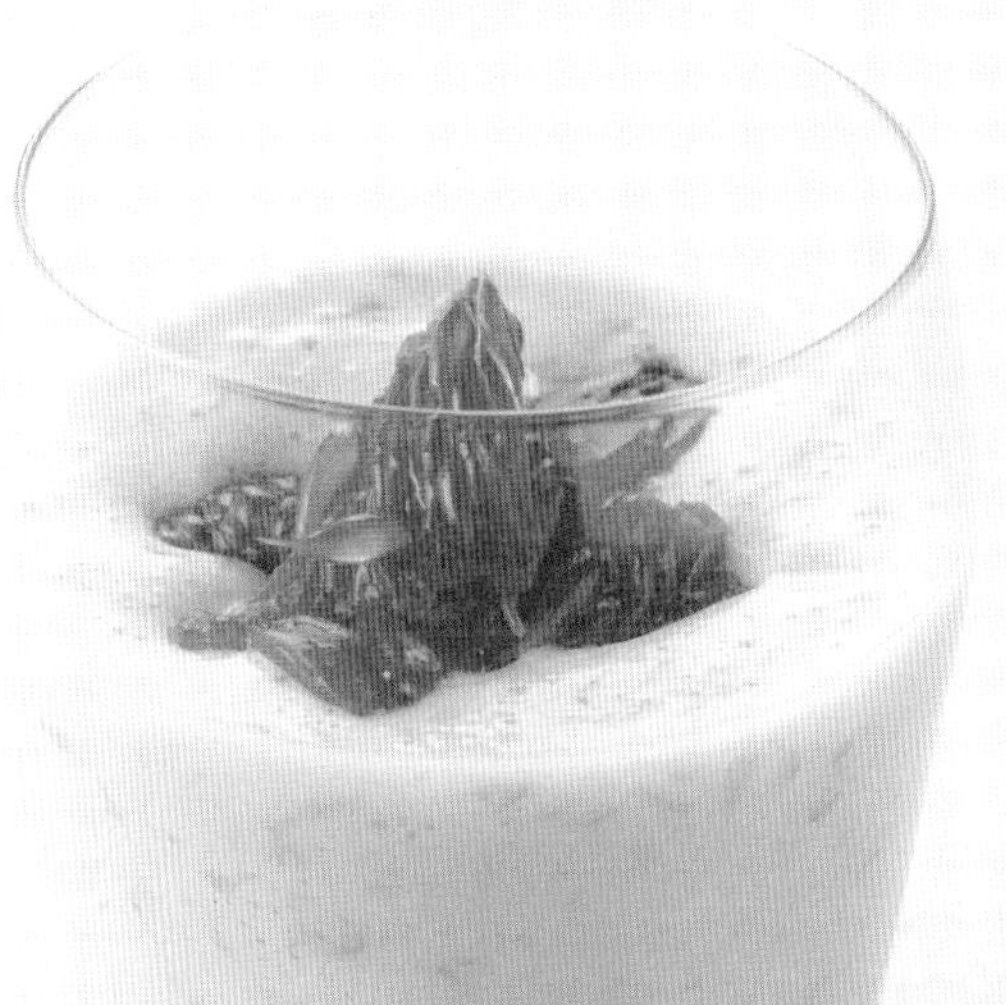

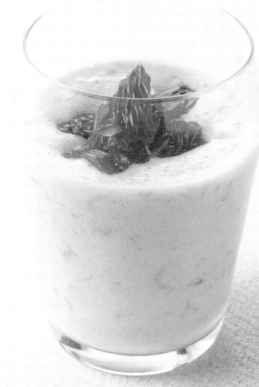

薬膳ポイント

グレープフルーツは、気の流れを整え、肝の働きをよくする食材。イライラしがちな春におすすめです。

冷えと気の巡りを改善！
暑い夏を元気に乗りきる！

夏

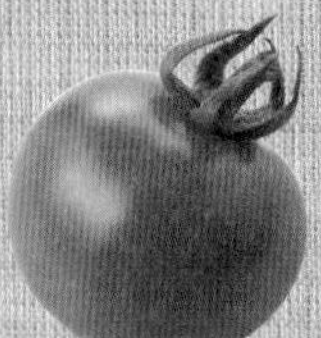

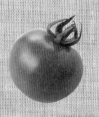

夏は気温が上がるとともに、体も熱くなりがち。きゅうりやゴーヤなど、体の熱をとる食材がおすすめです。ただ、昨今はエアコンの使用で、体が冷えすぎている方がほとんどです。冷えにより、気の巡りが悪くなると、「心」の働きも悪化。「心」は脳につながっていますから、これが不眠や中途覚醒にもつながります。この時期は気の巡りをよくする玉ねぎ、らっきょうや、冷え対策にしょうがなどの温性の食べ物もとり入れましょう。

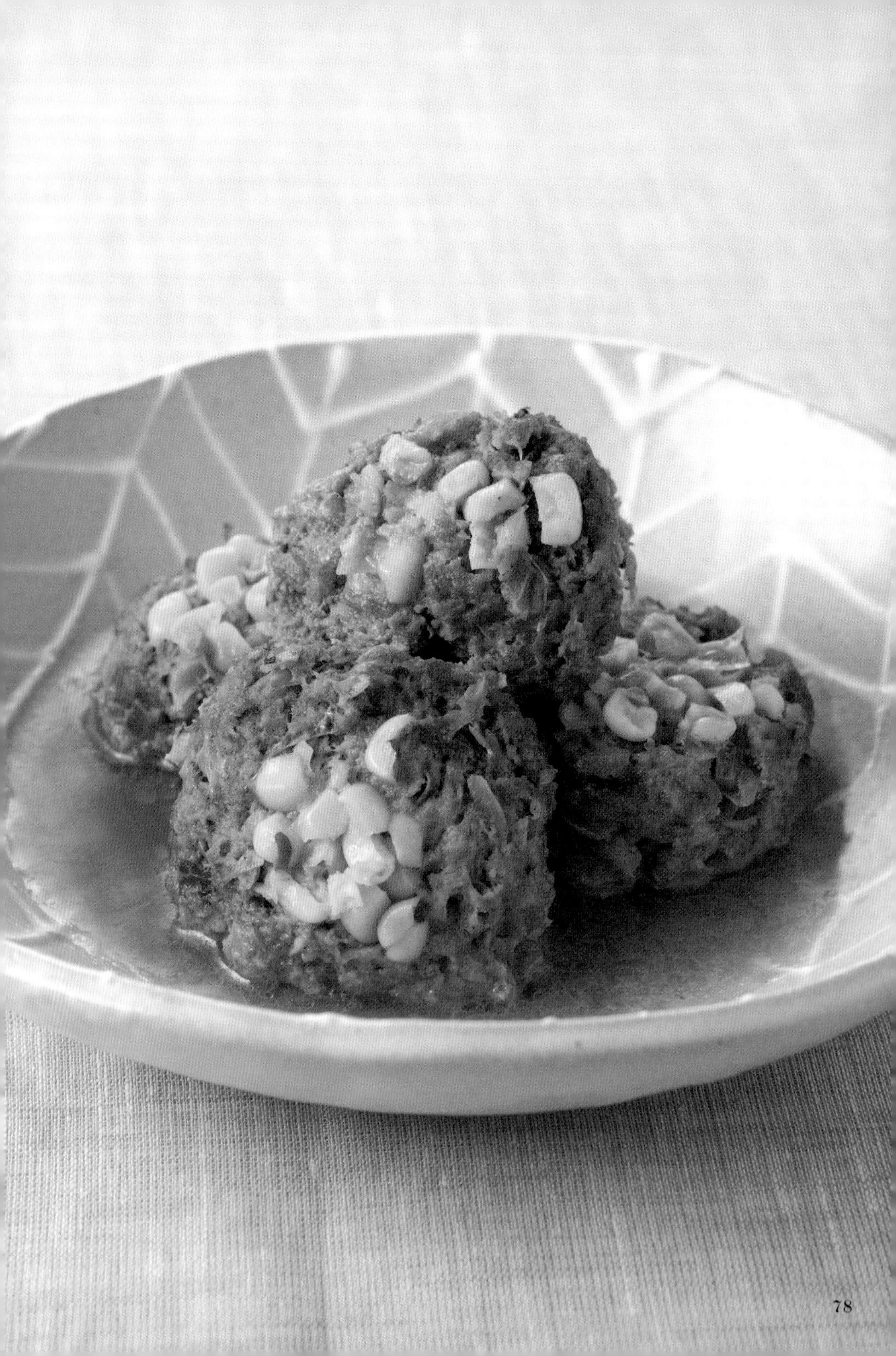

夏

主菜　温

キャベツととうもろこしのだしバーグ

材料（2人分）

牛豚合いびき肉 …· 120g
キャベツ …· 50g
とうもろこし …· 25g

A
- 発酵玉ねぎ（水けをきる） …· 大さじ1と$\frac{2}{3}$
- 溶き卵 …· $\frac{1}{2}$個分
- パン粉 …· 大さじ1
- 豆乳 …· 大さじ1
- こしょう …· 少々

B
- だし汁 …· 1と$\frac{1}{2}$カップ
- 塩麹 …· 小さじ1

塩 …· ひとつまみ
サラダ油 …· 小さじ1

作り方

① キャベツはみじん切りにし、サラダ油を熱したフライパンでしんなりするまで炒めて冷ます。
② ボウルにひき肉を入れ、塩を加えてねばりが出るまでよく混ぜる。
③ ❷に❶とAを加えて混ぜ、4等分して丸める。それぞれ表面にとうもろこしをつけ、形を整える。
④ 鍋にBを入れて、沸騰したら弱火にし、❸を加えて中までしっかり火を通す。

薬膳ポイント

キャベツやとうもろこしは、血流改善を促し、体の疲れを癒すのに役立つ食材。余分な水分を体の外に出し、暑くて水を飲みすぎたことで起きる夏バテ予防も期待できます。

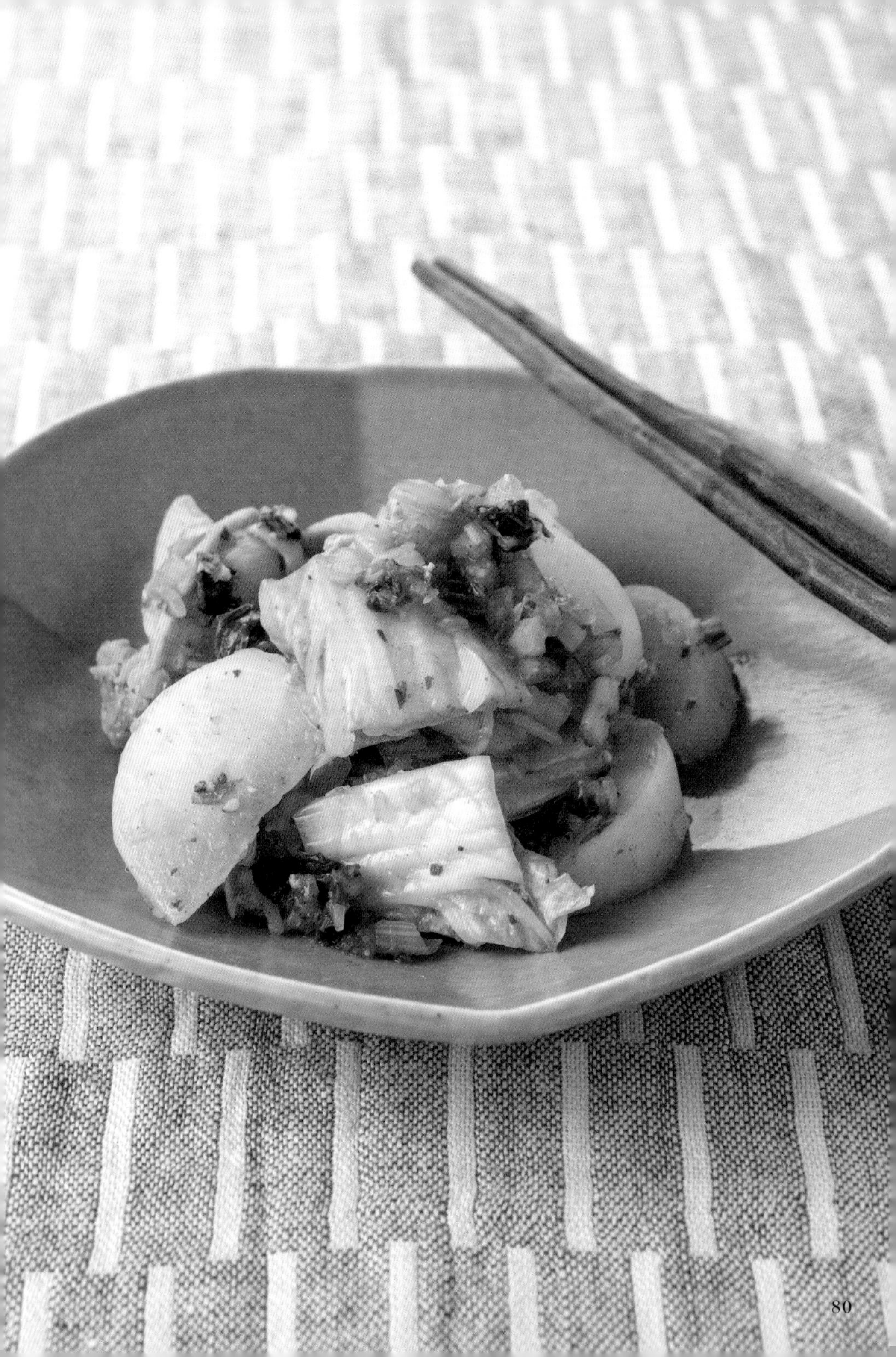

夏

主菜

温

鶏肉とかぶのキムチあえ

材料（2人分）

鶏もも肉 …… 1枚

かぶ（葉つき）…… 2個

A
- 白菜キムチ（ざく切り）…… 25g
- らっきょう（みじん切り）…… 1個
- 甘麹 …… 小さじ1

作り方

① かぶは八つ割りにする。かぶの葉はさっとゆでる。水にさらしてから水けをきり、小口切りにする。

② 鶏肉は皮を下にして熱したフライパンに入れ、両面をしっかり焼いてから2㎝角に切る。

③ ❶、❷をボウルに入れAであえる。冷蔵庫で30分ほどおくと、味がよくなじむ。

薬膳ポイント

消化促進に役立つかぶは、暑さで胃腸が疲れやすい季節にとりたい食材。体の疲れを癒す鶏肉、気の巡りをよくするらっきょうと組み合わせて、夏バテを防ぎましょう。

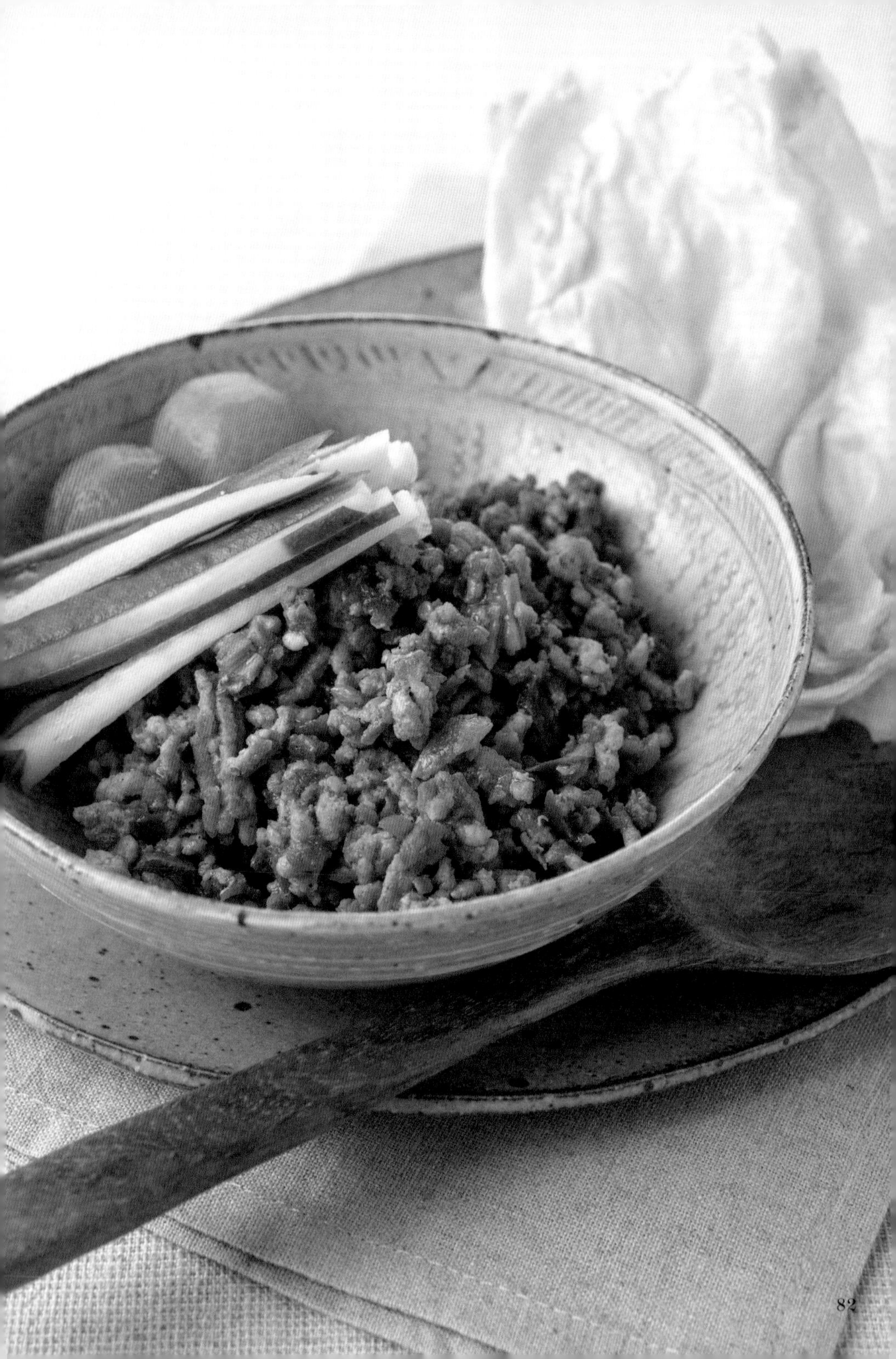

夏

主菜

平

オクラとなす入りひき肉炒め レタス包み

材料（2人分）

豚ひき肉 …… 150g
オクラ …… 1本
なす …… ½本
しょうゆ麹 …… 大さじ1と⅓
レタス …… 6枚
きゅうり（せん切り） …… ½本
ミニトマト（湯むきする） …… 4個
サラダ油 …… 小さじ2

作り方

① オクラとなすはみじん切りする。
② フライパンにサラダ油を熱し、❶を炒める。なすがしんなりしたらひき肉を加えて炒め、ひき肉に火を通ったらしょうゆ麹を加えて全体を混ぜ合わせる。
③ 器に盛り、レタス、きゅうり、ミニトマトを添える。レタスに巻いていただく。

薬膳ポイント

オクラもなすも体の余分な熱を冷ます食材。また、胃腸の働きを整える効果もあるので、夏バテ予防にも効果的です。

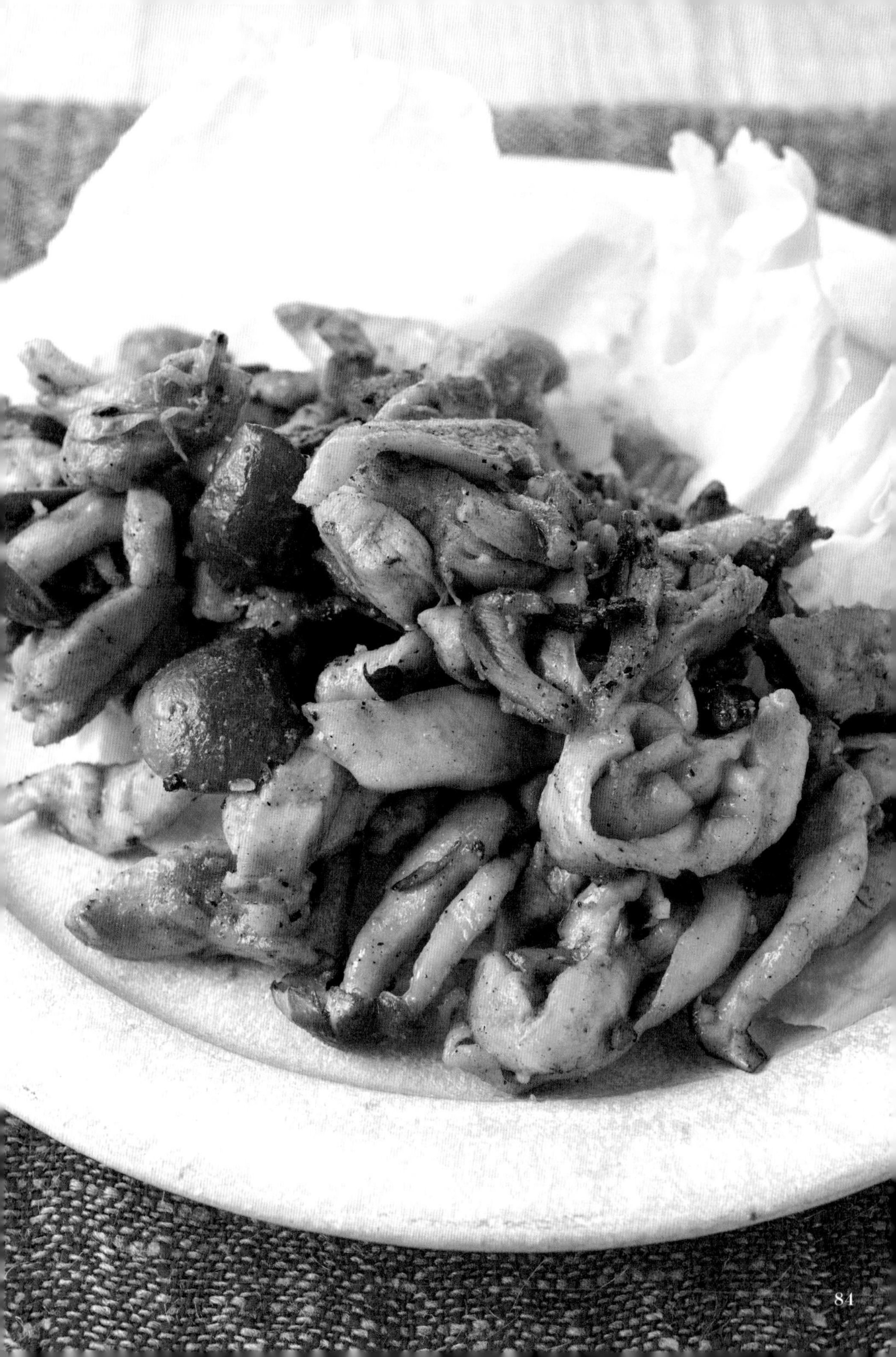

夏

主菜

温

鶏ときのこのカレー塩麹ソテー

材料（2人分）

鶏もも肉 …… 1枚
好みのきのこ …… 200g
レタス …… 2～3枚
カレー塩麹 …… 大さじ1
サラダ油 …… 小さじ2

作り方

① 鶏肉は3㎝角に切り、カレー塩麹を手でしっかりもみ込む。
② きのこは食べやすい大きさに切る。
③ フライパンにサラダ油を熱し、❶の鶏肉を炒める。鶏肉に火が通ったら❷のきのこを加えて軽く炒める。
④ レタスとともに器に盛る。

薬膳ポイント

鶏肉は体の疲れや食欲不振に効果のある食材。自律神経を整える作用のあるきのこをたっぷり加えることで、暑さで気の巡りの悪くなった体を整えます。

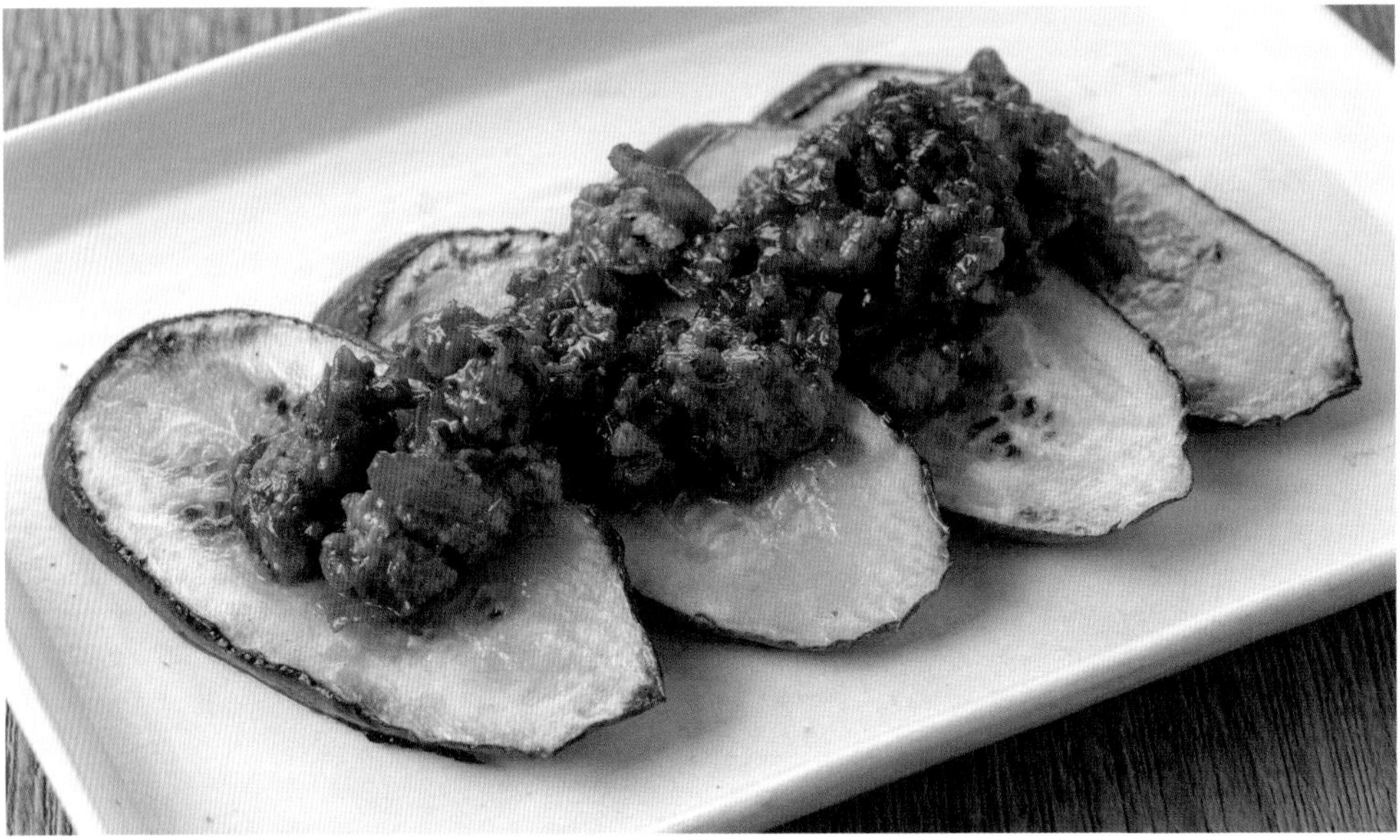

夏

ズッキーニのグリル 豚そぼろがけ

副菜

平

材料（2人分）

ズッキーニ …… ½本
豚バラ肉 …… 50g
玉ねぎ（みじん切り） …… ⅛個
A 甘麹 …… 大さじ1と⅓
　しょうゆ麹 …… 大さじ1
オリーブオイル …… 大さじ1

作り方

① 豚肉は細かく切る。ズッキーニは1㎝厚さの斜め切りにする。
② フライパンにオリーブオイルの半量を熱し、玉ねぎを炒める。玉ねぎが透き通ってきたら❶の豚肉を加えて炒める。
③ 豚肉に火が通ったら混ぜ合わせたAを加え、水分がなくなるまで煮つめる。
④ 別のフライパンに残りのオリーブオイルを熱し、❶のズッキーニの両面をこんがり焼く。
⑤ ❹を器に盛り、❸をのせる。

薬膳ポイント

利尿作用が高いズッキーニは体の水分バランスを整え、むくみなどの改善に役立ちます。疲労回復効果のある豚肉を合わせることで、暑い夏をスッキリと元気に過ごすことができます。

夏

副菜

涼

れんこんときゅうりとセロリのピクルス

材料（作りやすい分量）

れんこん（小さめ）…… 1節
きゅうり …… 1本
セロリ …… 10cm
赤唐辛子 …… 1本
酢 …… 1カップ

A
甘麹 …… 大さじ1と⅔
塩麹 …… 小さじ½
粒こしょう …… 10粒
昆布 …… 2cm角

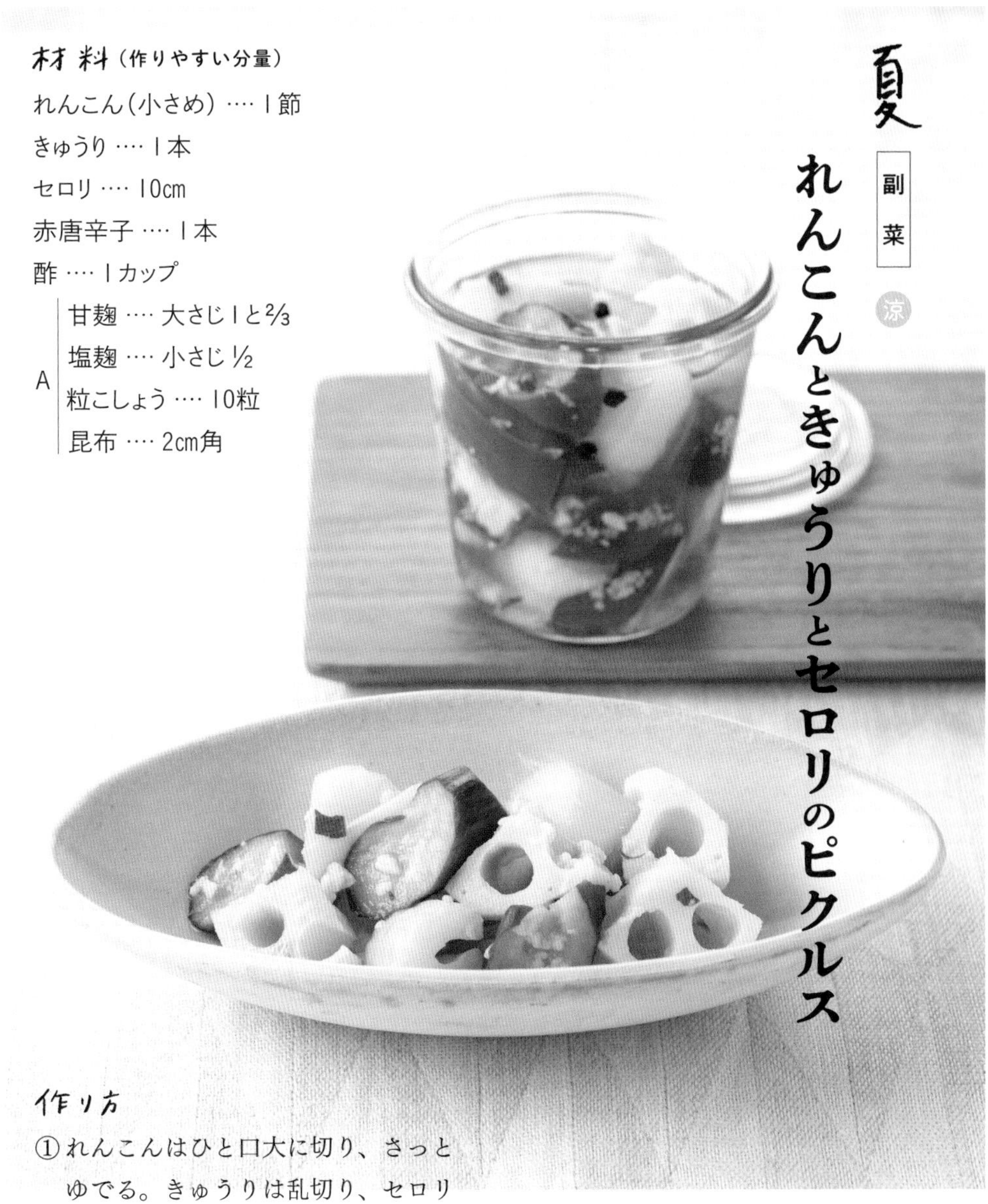

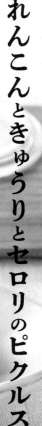

作り方

① れんこんはひと口大に切り、さっとゆでる。きゅうりは乱切り、セロリは1cm厚さに切る。
② 鍋に酢を入れてひと煮立ちさせ、Aを加える。
③ ❷が熱いうちに❶と赤唐辛子を加え、そのまま冷ます。3時間ほどで食べごろになる。

薬膳ポイント

熱を冷ます野菜のピクルスは、体のほてりをしずめ、吹き出ものなどの改善にも役立ちます。

夏

副菜

涼

トマトとブロッコリーのナムル

材料（2人分）

ミニトマト …. 10個

ブロッコリー（小）…. ½株

A

- ごま油 …. 大さじ2
- 玉ねぎ塩麹 …. 大さじ½

塩 …. 小さじ½

白すりごま …. 適量

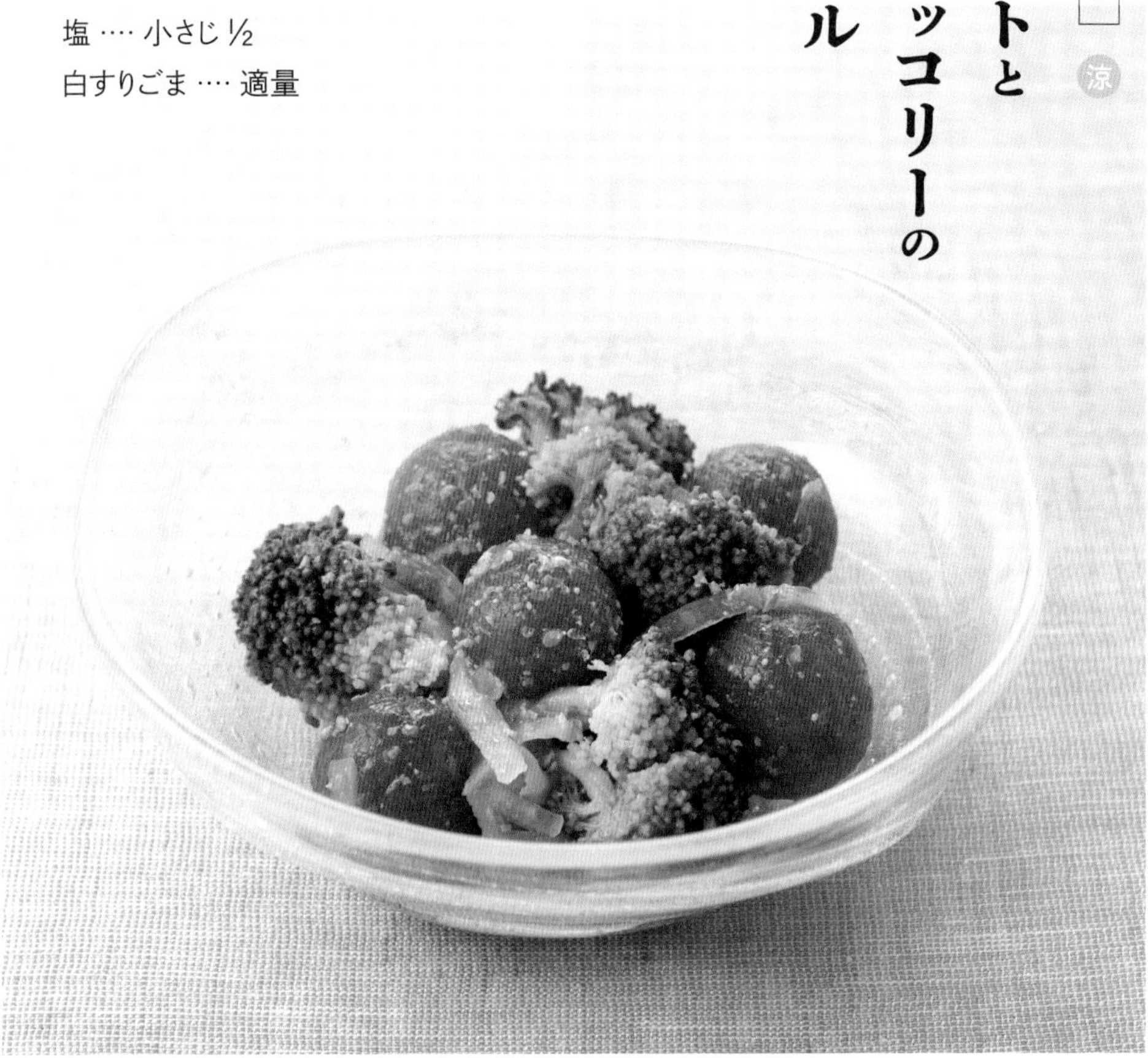

作り方

① ミニトマトは湯むきし、水けをきる。

② ブロッコリーは小房に分けて塩を加えた熱湯でゆで、冷水にとってから水けをきる。

③ ❶、❷をボウルに入れ、Aであえる。器に盛り、白ごまをふる。

薬膳ポイント

体の熱を冷ますトマトは夏におすすめの食材の代表格。ブロッコリーは体の疲れを癒す効果があります。どちらも栄養価が高く、疲労回復に効果的！ 暑い夏にぴったりの組み合わせです。

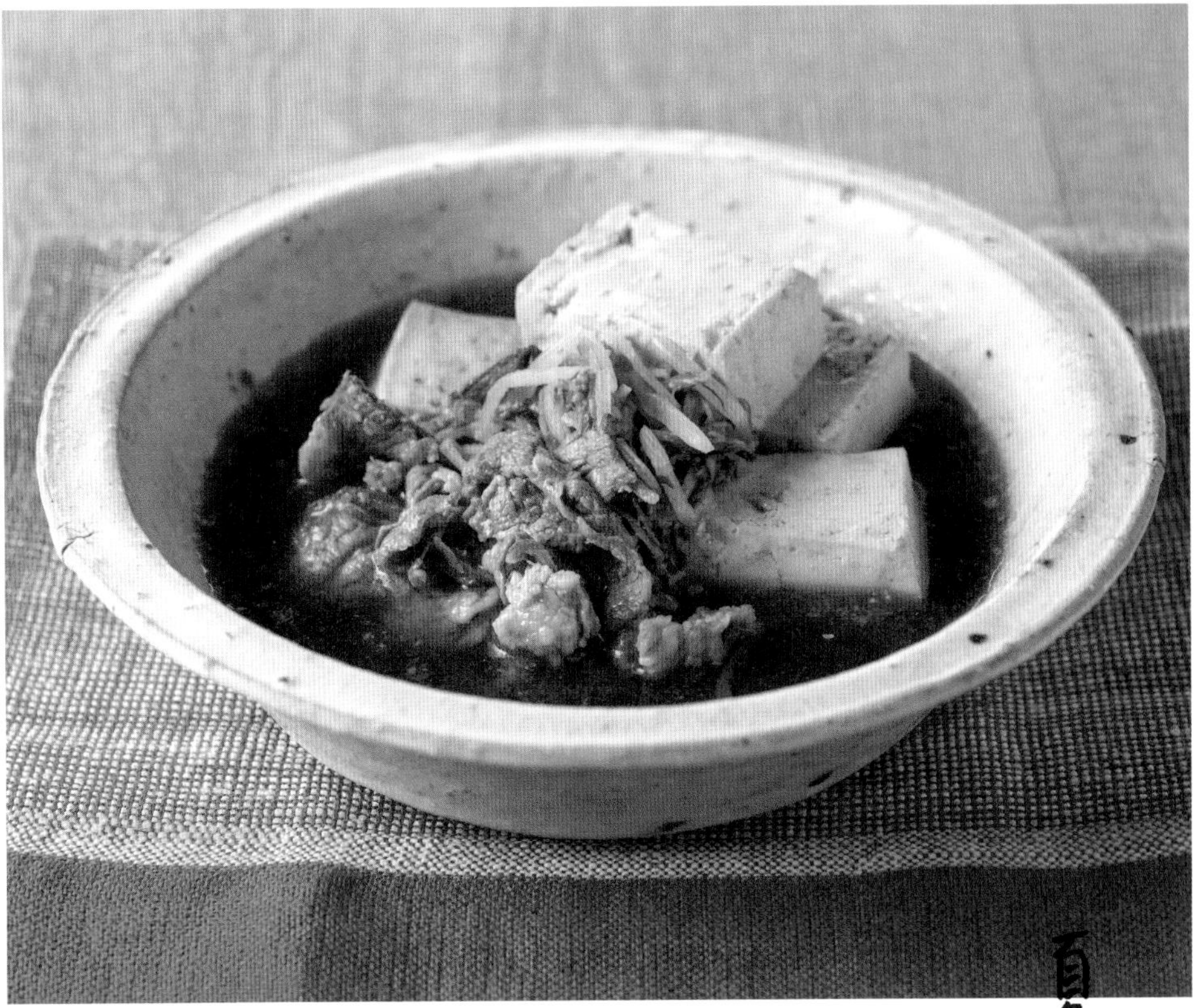

夏

副菜

温

塩麹の肉吸い風

材料（2人分）

牛ロースしゃぶしゃぶ用薄切り肉 …… 100g

豆腐 …… ¼丁（70 ～ 80g）

水菜 …… ⅙束

A
- だし汁 …… 1カップ
- しょうゆ麹 …… 大さじ2
- 甘麹、酒 …… 各大さじ½

作り方

① 豆腐は大きめに切る。水菜は3cm長さに切る。

② 鍋にAと❶の豆腐を入れて、火にかけ、沸騰したら牛肉と❶の水菜を加えてひと煮立ちさせる。

薬膳ポイント

牛肉には体の疲れ、食欲不振を解消し、胃の働きを整える効果が期待できます。牛肉だけだと体を温める作用が強いので、豆腐を入れることで熱を冷まし、バランスを整えます。

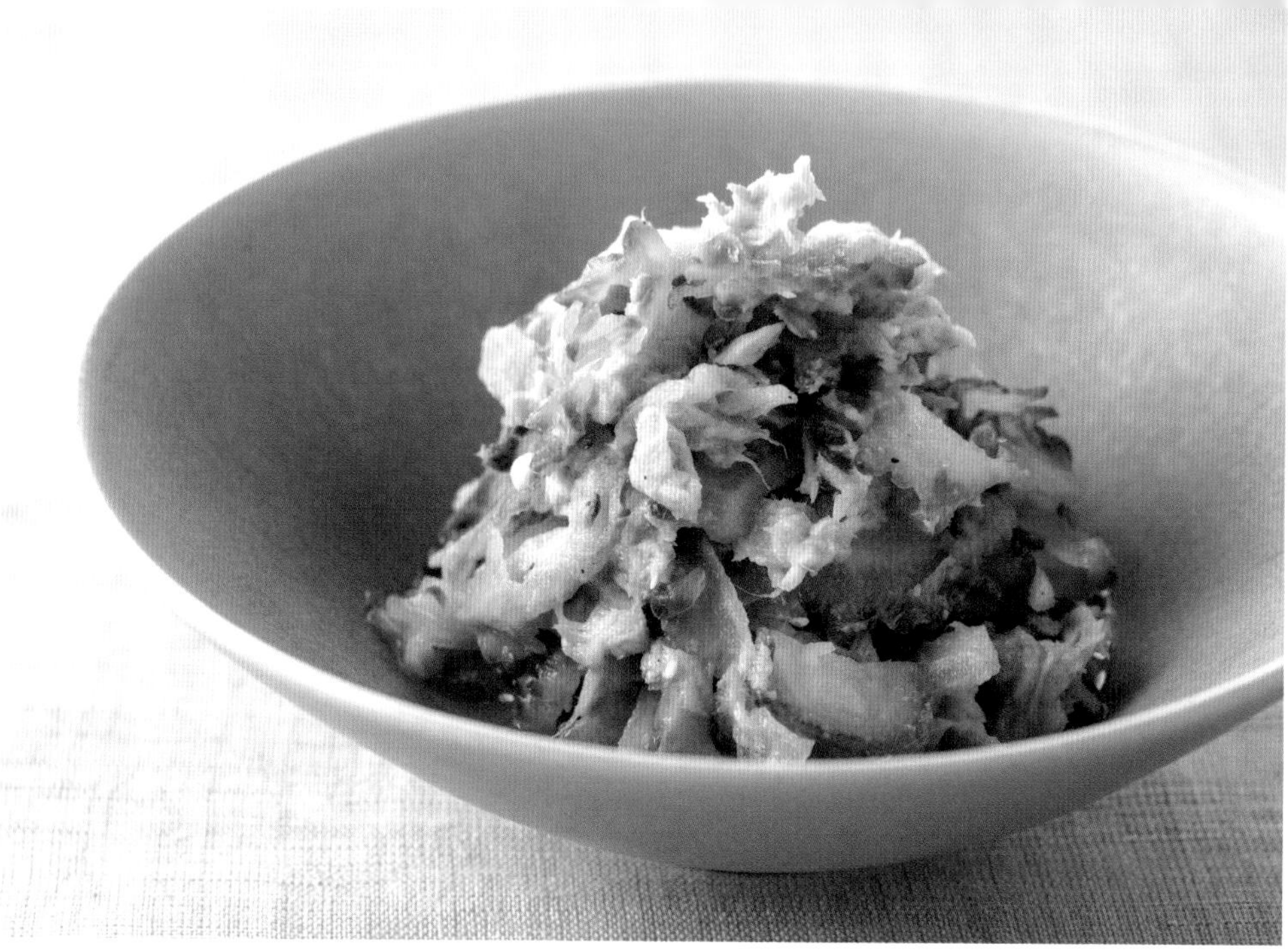

夏

副菜

涼

ゴーヤとツナのサラダ

材料（2人分）

ゴーヤ …． ½本
ツナ缶（水煮・70g）…． ½缶
A
- 玉ねぎ塩麹 …． 大さじ⅔
- 甘麹 …． 小さじ1
- レモン果汁 …． 適量
- こしょう …． 少々

塩 …． 小さじ½

作り方

① ゴーヤは種とワタを取って薄切りにし、塩を加えた熱湯でさっとゆでる。氷水にとってから水けをきる。

② ボウルに水けをきったツナを入れてほぐし、❶と混ぜ合わせたAを加えてあえる。

薬膳ポイント

ゴーヤは体を冷ます作用がとても強く、熱中症予防に有効。水分代謝をよくするまぐろと合わせることで、水分のとりすぎによるむくみを解消します。

夏

副菜

涼

緑豆ときゅうりとわかめの酢の物

材料（2人分）

緑豆（ゆでたもの・54ページ参照）…． 20g
きゅうり …． ½本
わかめ（塩蔵）…． 50g
A｜酢 …． 大さじ1と½
A｜しょうゆ麹、甘麹 …． 各大さじ½
塩 …． 適量
しょうが（せん切り）…． 適量

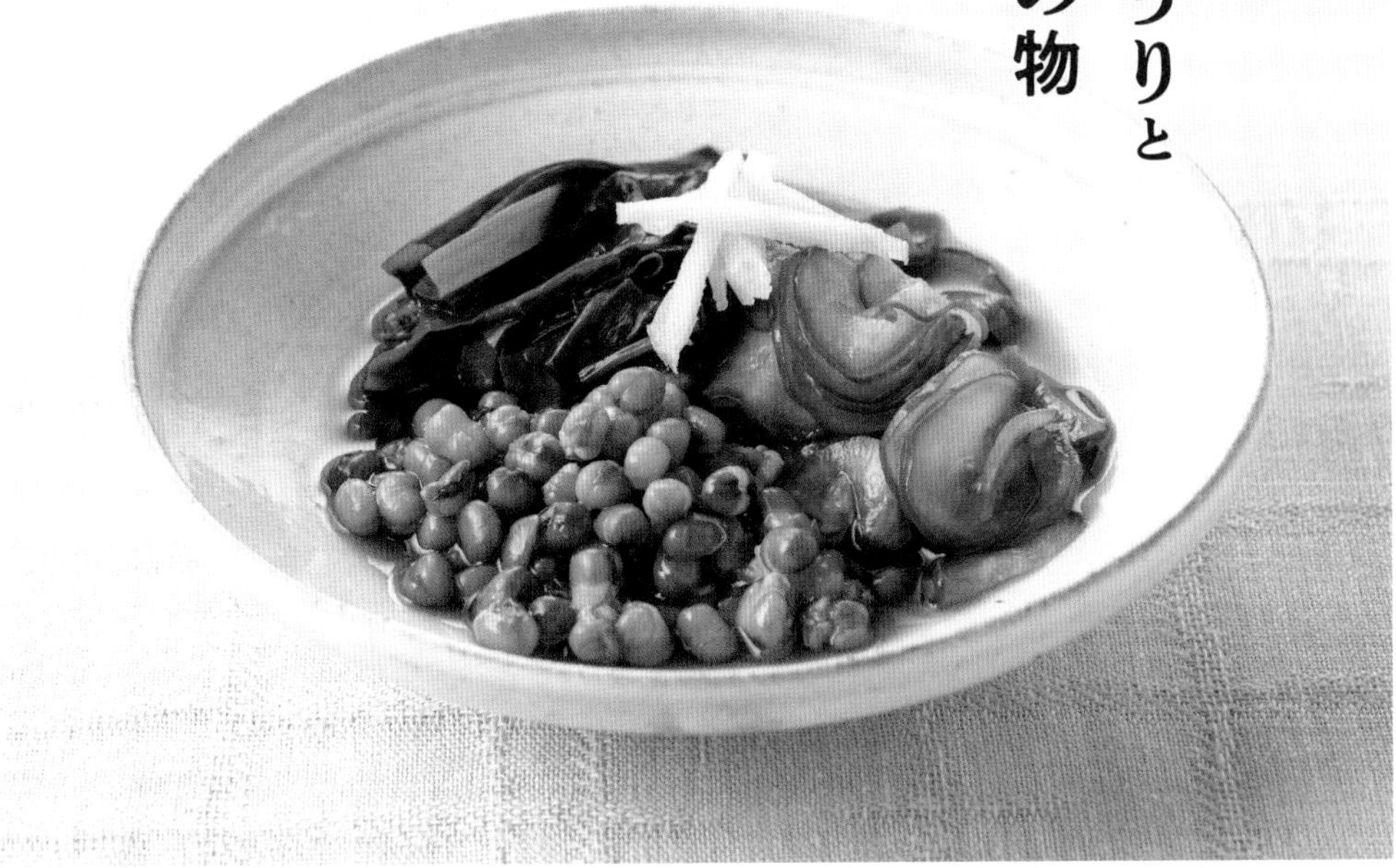

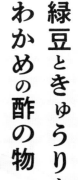

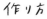

作り方

① きゅうりは塩をふって板ずりし、熱湯で10秒ゆでて冷水にとる。水けをきり、薄切りにして塩をふる。
② わかめは洗ってひと口大に切り、熱湯にさっとくぐらせて冷水にとる。
③ 洗って水けをしぼった❶、❷と緑豆を器に盛り、混ぜ合わせたAをかけてしょうがを添える。

薬膳ポイント

緑豆もきゅうりも体の熱を冷ましますが、エアコンの冷え対策として、体を温めるしょうがを加えてバランスをとります。

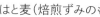

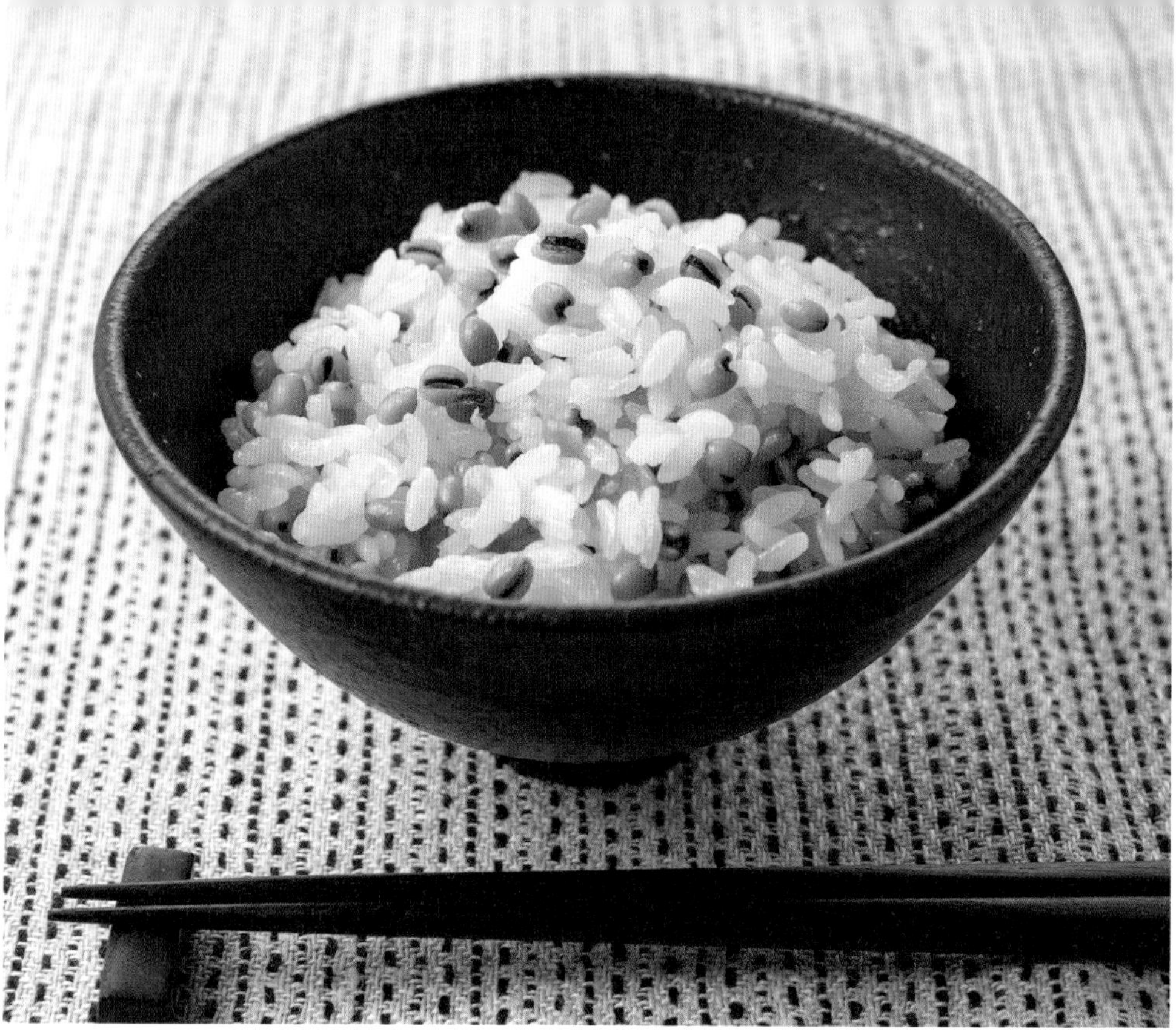

夏

主食

はと麦ごはん

平

材料（作りやすい分量）

はと麦（焙煎ずみのもの）…… 20g
米 …… 2合
塩麹 …… 大さじ1

作り方

① といだ米を炊飯器の内釜に入れ、通常通りの水加減で浸水させる。
② はと麦と塩麹を入れ、すぐに炊く。

薬膳ポイント

水分代謝を促すはと麦は、むくみ解消の効果があります。また、肌荒れなど、肌トラブルの解消にもつながります。

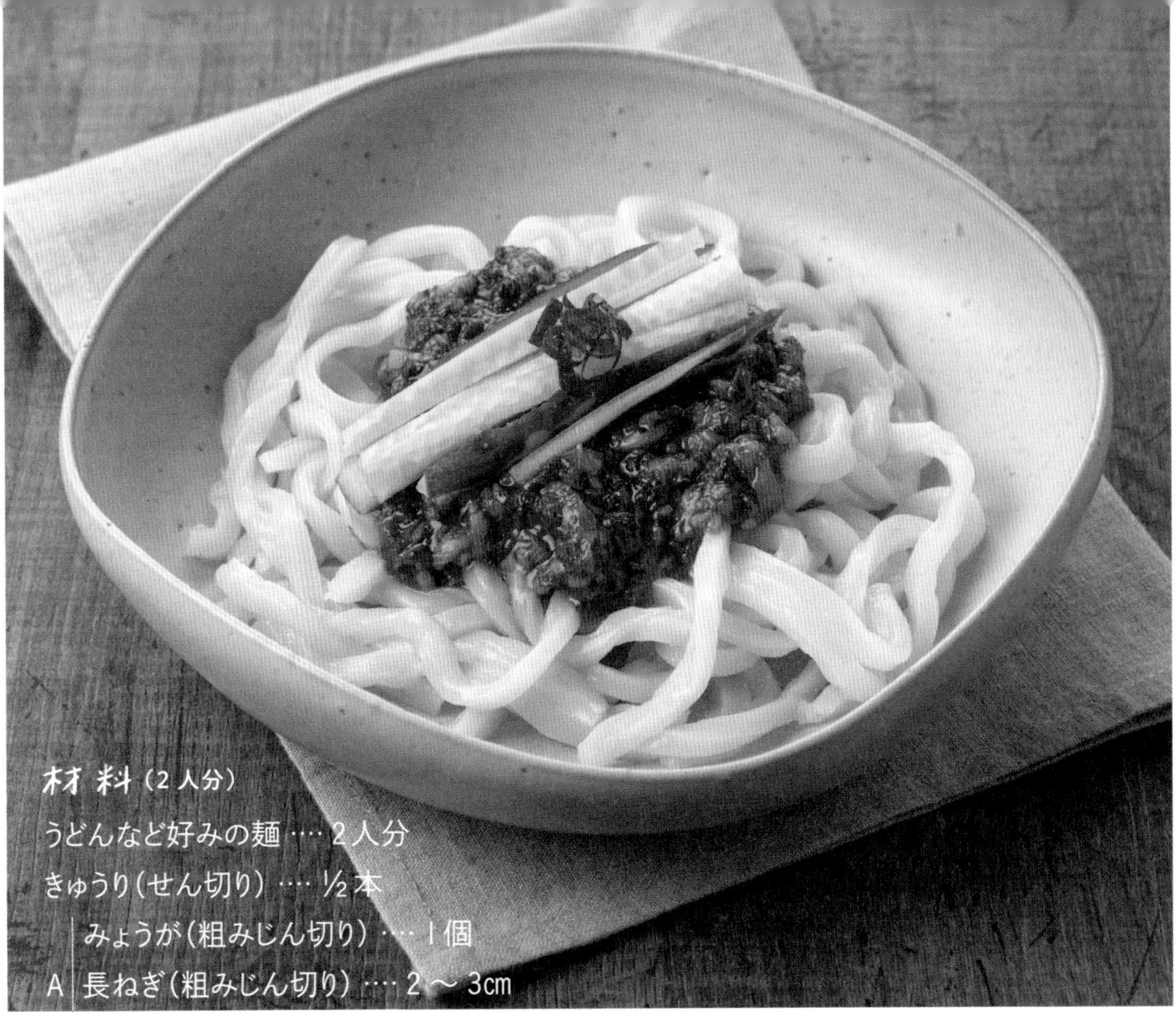

夏

主食

スパイシー麹混ぜ麺

温

材料（2人分）

うどんなど好みの麺 …. 2人分

きゅうり（せん切り）…. ½本

A
- みょうが（粗みじん切り）…. 1個
- 長ねぎ（粗みじん切り）…. 2～3cm
- 青じそ（粗みじん切り）…. 3枚

B
- しょうが（すりおろす）…. ½かけ
- にんにく（すりおろす）…. ½片

C
- しょうゆ麹 …. 大さじ2
- 甘麹 …. 大さじ2と⅔

サラダ油 …. 小さじ2

赤唐辛子（小口切り）…. 適量

作り方

① フライパンにサラダ油を熱し、Aを炒める。

② ❶にBを加えて炒め、香りが立ったらCを加えて火を止め、よく混ぜ合わせる。

③ 麺をゆでて水けをきり、器に盛る。❷をかけ、きゅうりと赤唐辛子をのせる。

薬膳ポイント

青じそ、みょうが、長ねぎ、しょうがは、気の流れを整え、エアコンなどの冷えから体を守ってくれる夏におすすめの食材です。

夏

スイーツ

涼

緑豆とすいかの豆乳チェー
（ベトナム風冷やしぜんざい）

材料（2人分）

緑豆（ゆでたもの・54ページ参照）…… 10g
豆乳 …… 1と1/4カップ
甘麹 …… 100g
すいか＋好みのくだもの …… 適量

作り方

① すいか、くだものは食べやすく切り、緑豆とともに器に入れる。
② 甘麹、豆乳を混ぜ合わせて❶に注ぐ。

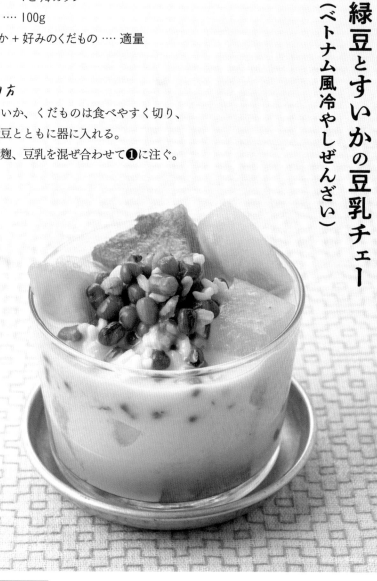

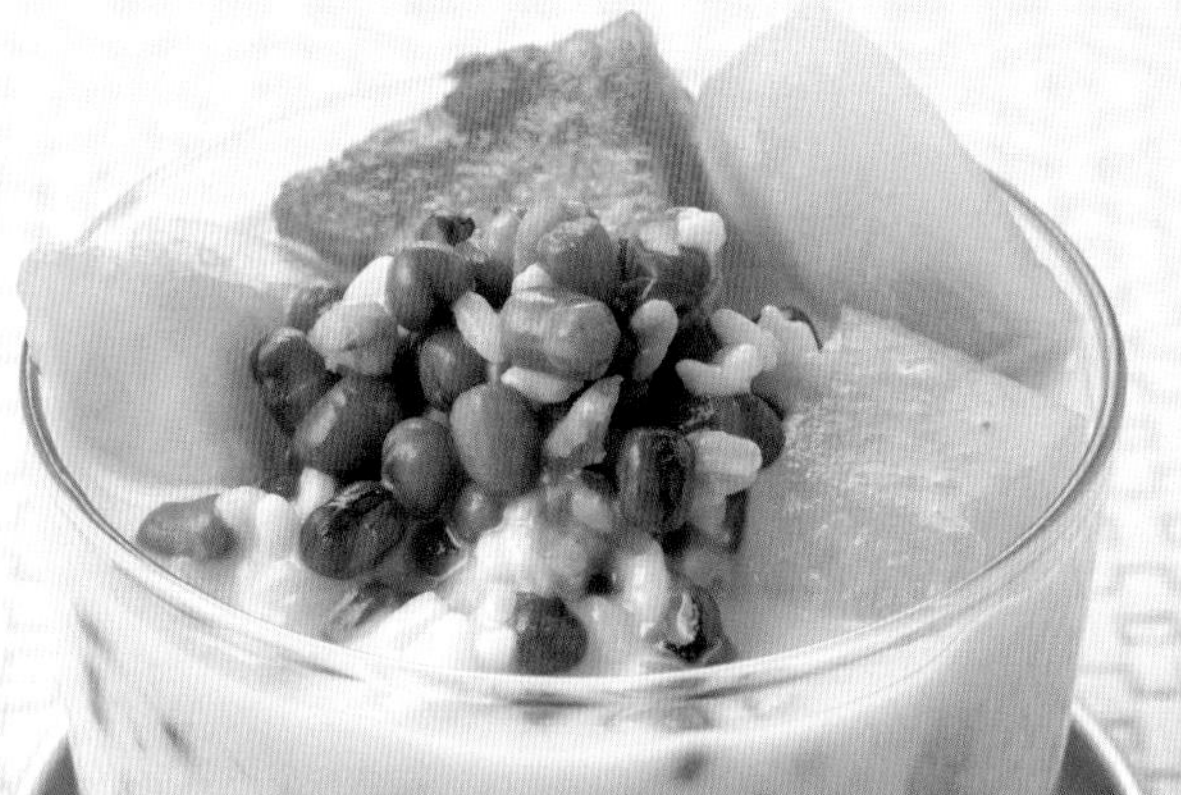

薬膳ポイント

緑豆は夏の暑さで弱った胃の働きを整えます。体のほてり、むくみをとり、うるおいを与えるすいかを合わせることで、乾燥から体を守ります。

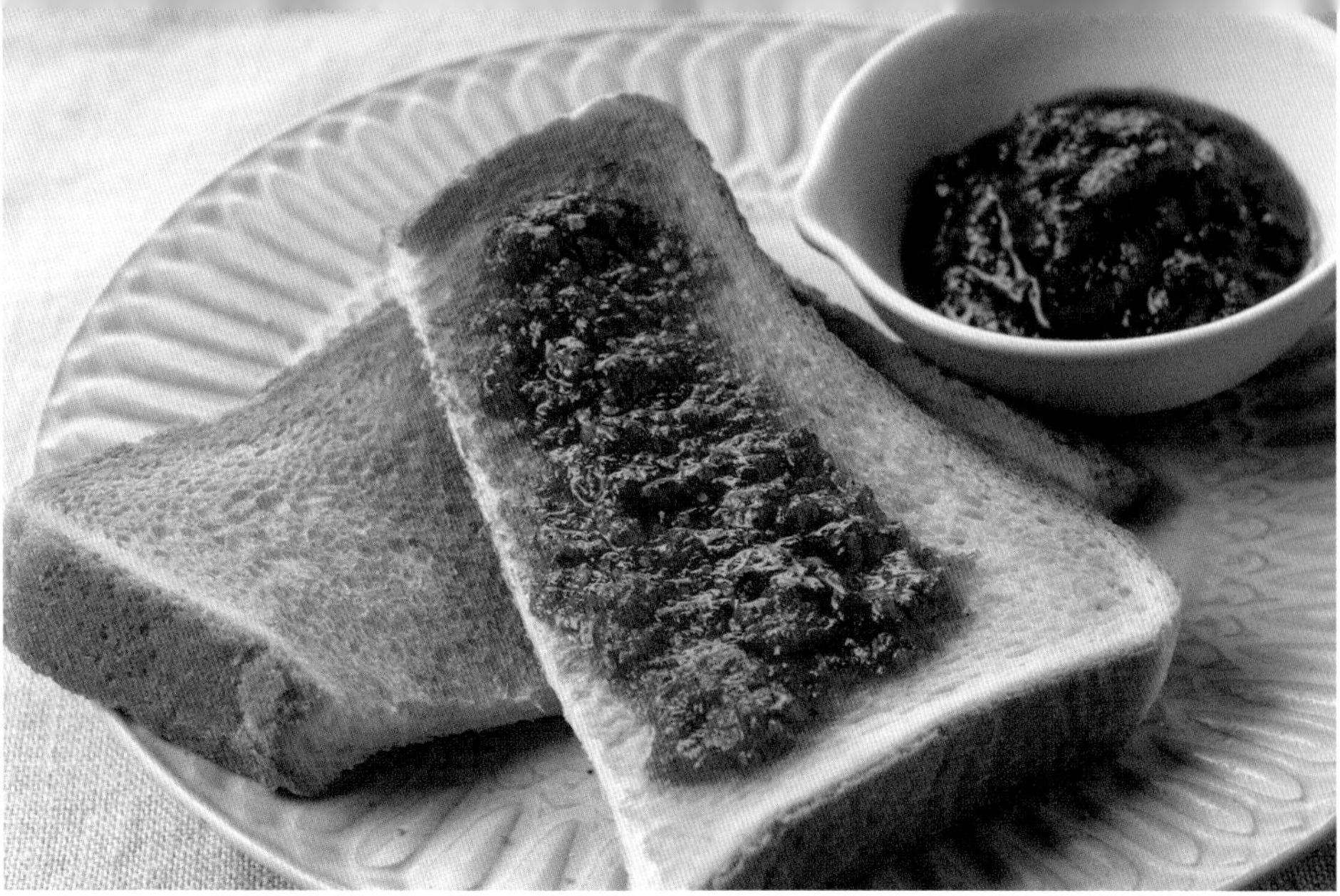

夏

スイーツ

温

薬膳レッドハニートースト

材料（作りやすい分量）

なつめ …… 5個
クコの実 …… 20g
水 …… ½カップ
はちみつ …… 大さじ2と⅓
食パン（トーストする） …… 適量

作り方

① 小鍋に分量の水、ちぎって種をとったなつめ、クコの実を入れてひと晩置く。
② なつめとクコの実を取り出し、包丁で細かくたたく。
③ ❷を鍋に戻し、水分が半量ほどになるまでゆでる。
④ はちみつを加えて弱火にし、全体がはちみつ程度のかたさになるまで煮つめる。
⑤ カリッと焼いたトーストにたっぷり塗る。

薬膳ポイント

なつめやクコの実は肝や腎の働きを助け、「血」、「水」を整えるのに役立ちます。肌のトーンアップなど、美肌効果も期待できます。

ジメジメ、雨が続く季節は
水の流れを整える!

梅雨

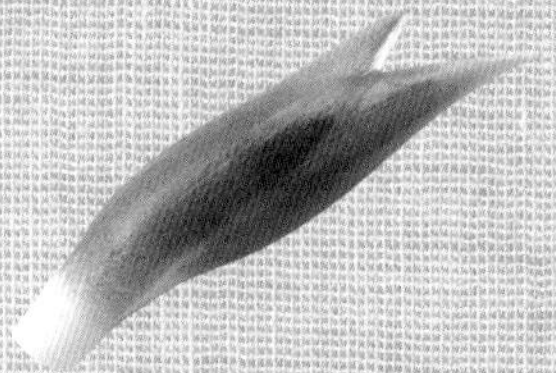

梅雨は雨が続くことにより湿度も高くなりますが、それは体内も同じ。水分がたまるとおなかをこわしたり、むくんだりという症状が出ます。この時期は水分の代謝をよくする食材がおすすめ。また、この時期は消化を担う「脾」の働きが活発になりますが、「脾」は湿度を嫌うので、体内の水分代謝を高める必要があります。炭水化物やいも類、とうもろこしやはと麦、パクチーや青じそ、みょうがなどの、香りのあるものがおすすめです。

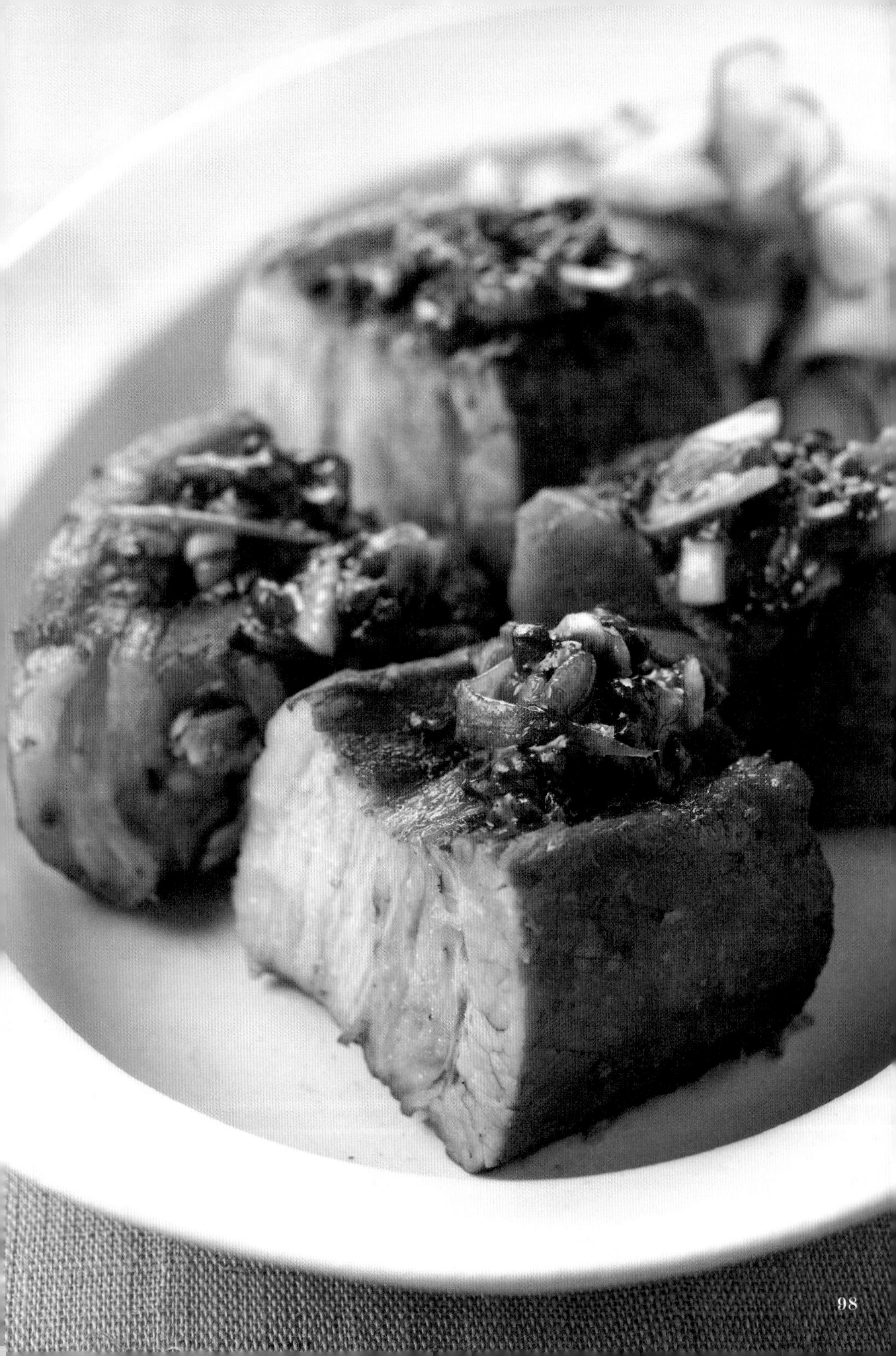

梅雨

豚の塩麹角煮

主菜　温

材料（作りやすい分量）

豚バラかたまり肉 …… 500g
きゅうり …… 2本
A｜焼酎、水 …… 各2と½カップ
B｜しょうゆ …… 大さじ2と⅔
　｜甘麹 …… ½カップ
C｜青じそ（粗みじん切り） …… 2枚
　｜みょうが（粗みじん切り） …… 1個
　｜しょうゆ麹 …… 大さじ1と⅔
塩麹 …… 大さじ1と⅔
塩 …… 適量

作り方

① 豚肉に塩麹をまぶし、30分ほどおく。塩麹を洗い流して水けをふき、フライパンで4面にしっかりこげめをつける。

② 圧力鍋にAと❶を入れ、弱火で30分加圧して冷ます(※)。

③ ❷が冷めたらふたを開け、Bを加えて火にかける。沸騰したら中火にして1時間煮込む。

④ きゅうりに塩をふって板ずりし、熱湯で1分ゆでる。冷水にとって水けをきり、薄い輪切りにして塩を少々ふって5分以上おく。

⑤ ❸を切り分け、水けをしぼった❹とともに器に盛り、混ぜ合わせたCをのせる。

※ 圧力鍋を使わない場合は、お肉がやわらかくなるまで弱火で3時間ほど煮る。

薬膳ポイント

豚肉は疲労回復に役立つ食材ですが、水分を体にためこむ働きがあります。この時期に食べるときは、余分な水分を体の外に出すきゅうり、とうもろこしやトマトなどを組み合わせて、バランスをとりましょう。

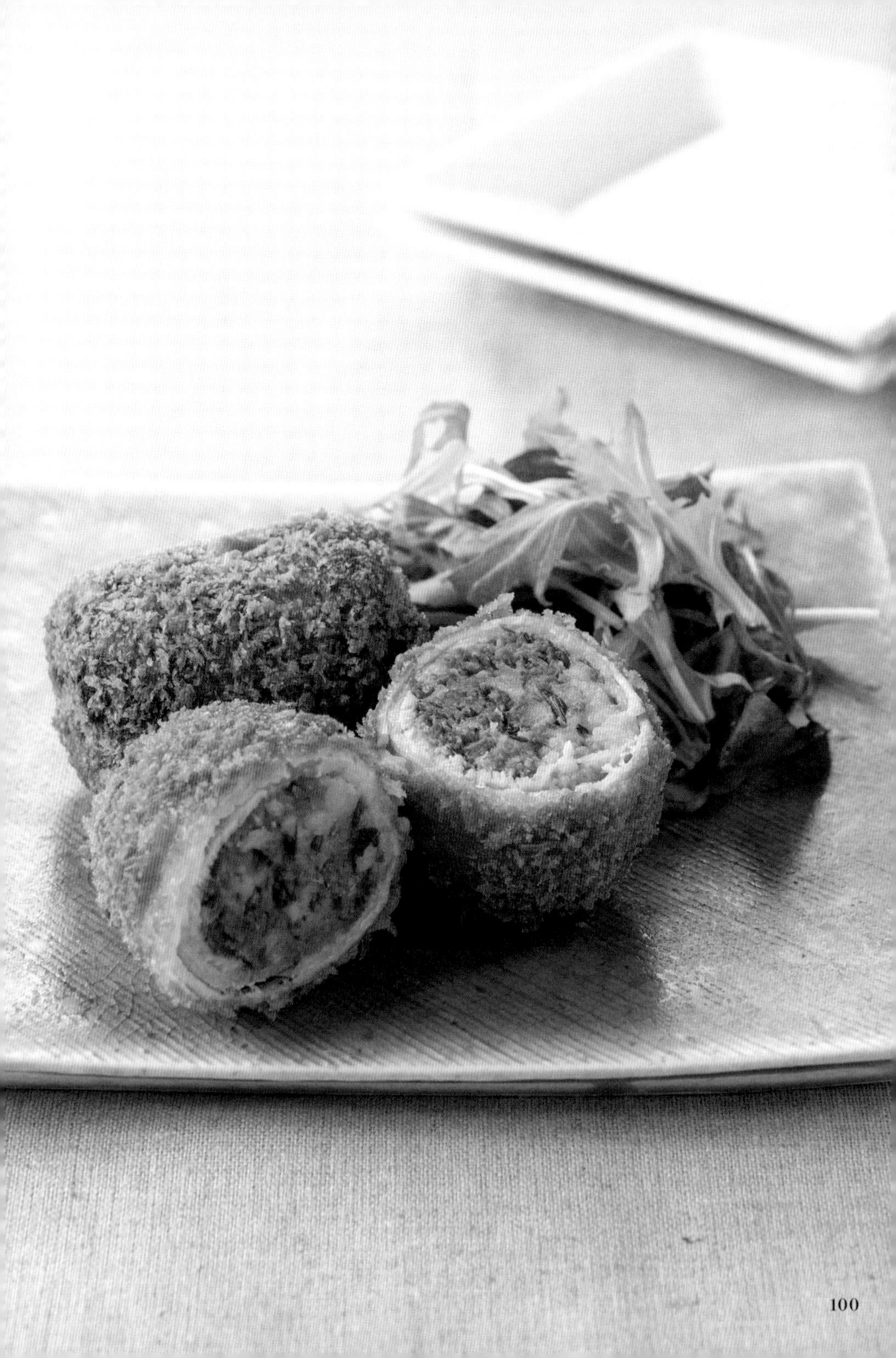

梅雨

主菜

平

肉巻き金銀花コロッケ

材料（2人分）

豚バラ薄切り肉 …… 4枚
金銀花（または焙煎したはと麦） …… 5g
じゃがいも（小） …… 2個
玉ねぎ …… ½個
めんつゆ（ストレートタイプ） …… 大さじ1と⅔
水 …… ¼カップ
サラダ油 …… 小さじ1
小麦粉、溶き卵、パン粉
ベビーリーフ …… 各適量
揚げ油

作り方

① 金銀花と分量の水、めんつゆを小鍋に入れ、汁けがなくなるまで煮つめて冷ます（はと麦を使う場合は❶の工程を省略）。

② 玉ねぎはみじん切りにし、サラダ油を熱したフライパンで炒める。

③ じゃがいもは乱切りにしてゆで、水けをきってつぶす。❶（またははと麦）、❷を加えて混ぜ、4等分してそれぞれ俵型にまとめる。

④ ❸にそれぞれ豚肉を巻き、小麦粉、溶き卵、パン粉の順にころもをつける。

⑤ 中温（170 ～ 180度）の揚げ油で❹を揚げ、ベビーリーフとともに器に盛る。金銀花のかわりにはと麦を使った場合は、ウスターソースなど好みの調味料を添える。

薬膳ポイント

じゃがいもは脾に働きかけ、消化を促す効果があります。金銀花は体の熱をとり、毒素を排出する効果があるので、「水」の流れが滞りがちな梅雨にはおすすめの組み合わせです。

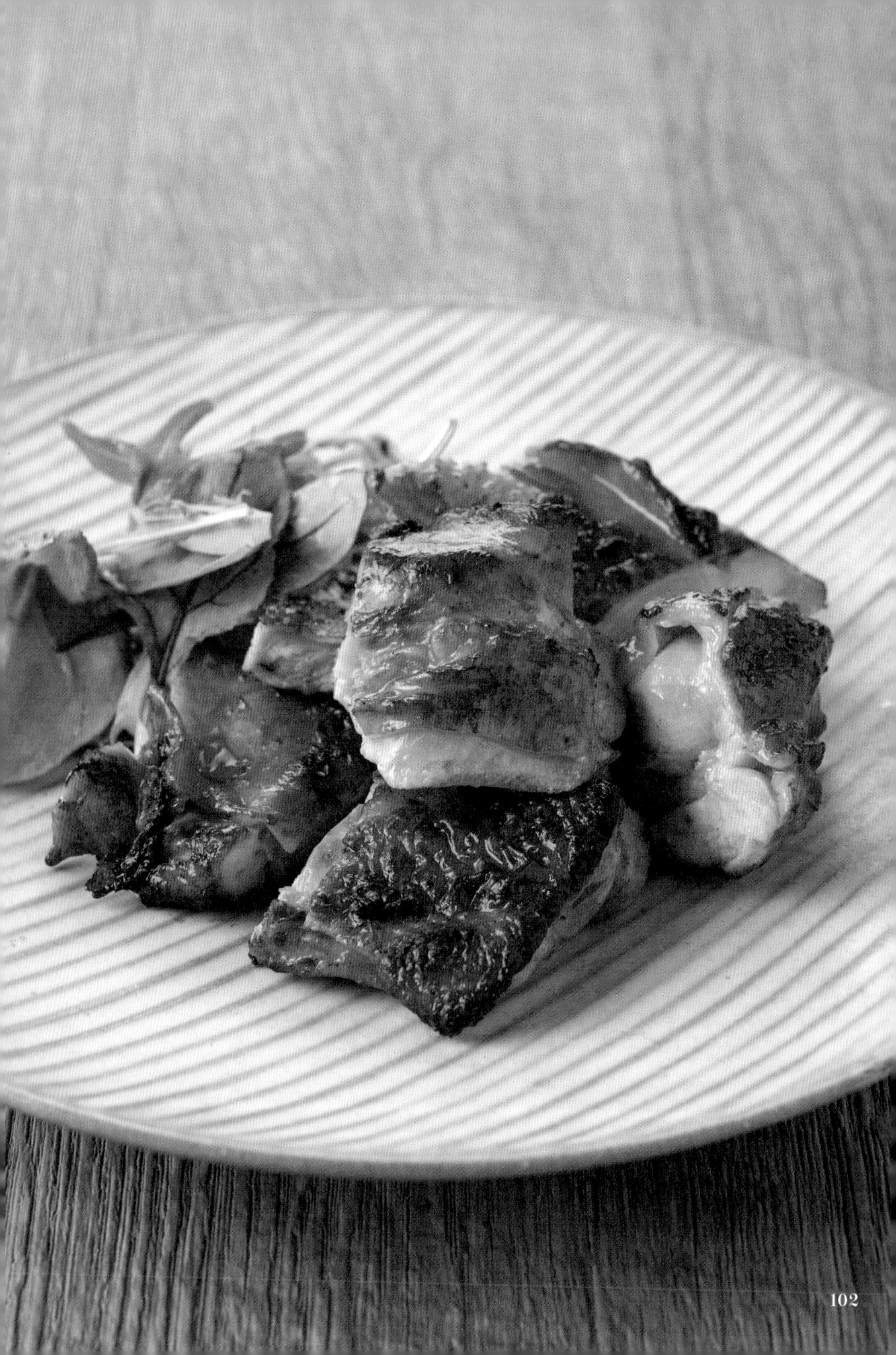

梅雨

主菜

温

鶏肉の梅みそ焼き

材料（2人分）

鶏もも肉 …… 1枚
梅みそ …… 大さじ1と⅓
ベビーリーフ …… 適量

作り方

① 鶏肉は観音開きにして厚みを均一にし、梅みそをまぶす。ポリ袋に入れ、冷蔵庫で半日ほど味をなじませる。
② ❶を流水でさっと洗って表面のみそを落とし、水けをふく。皮を下にしてフライパンに広げ、両面を焼く。
③ 火が通ったら食べやすく切り分け、ベビーリーフとともに器に盛る。

薬膳ポイント

鶏肉は適度に体を温めて、疲労を回復し、食欲を増進させる効果があります。梅にも疲労回復効果があるため、疲れにくい体を作るのに役立ちます。

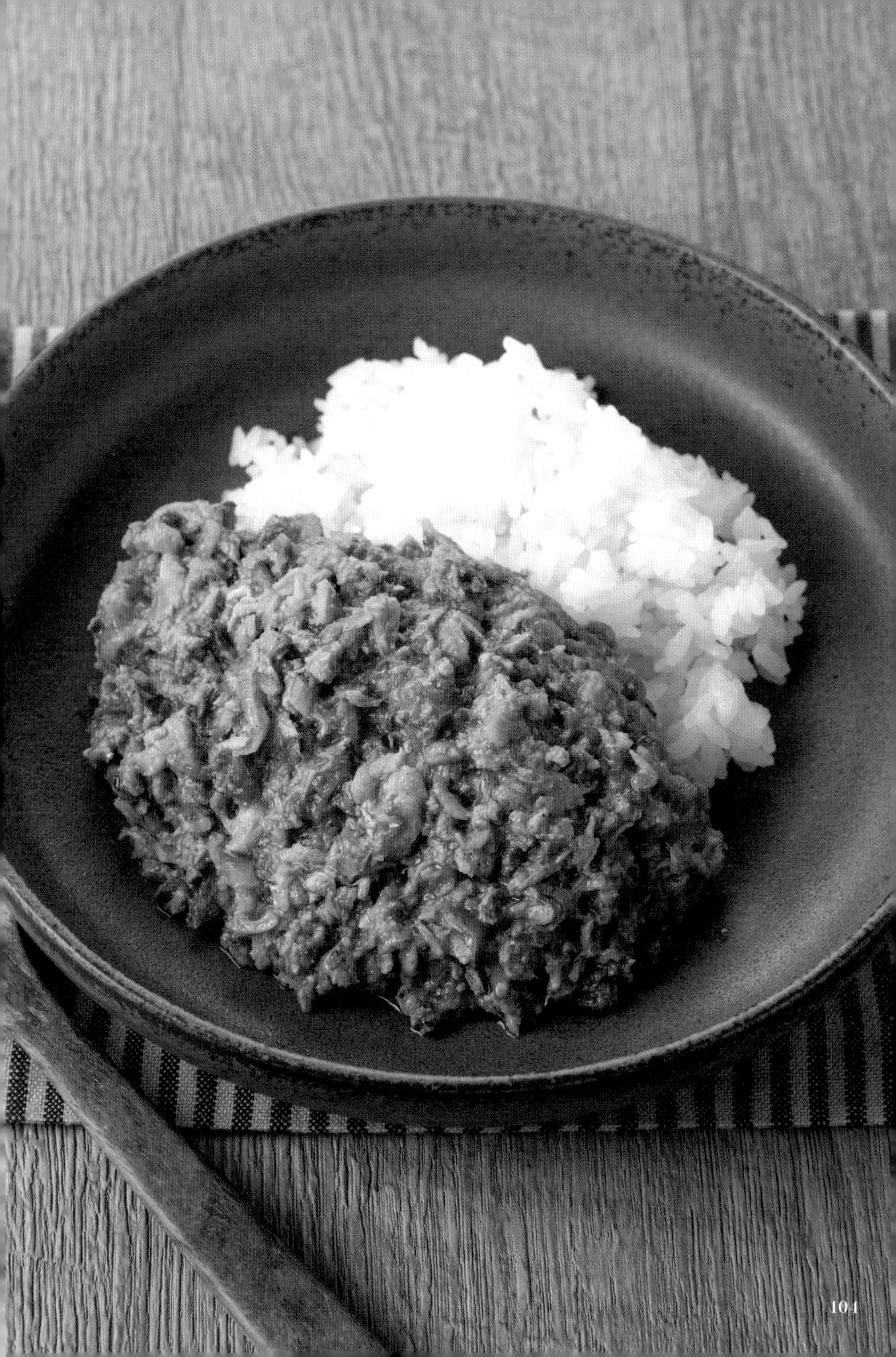

梅雨

主菜

温

さばカレー

材料（2人分）

さば缶（200g）…… 1缶
玉ねぎ …… ¼個
トマト …… ¼個

A	しょうが（みじん切り）…… ½かけ にんにく（みじん切り）…… ½片 クミン …… ひとつまみ
B	カレー粉 …… 大さじ½ 甘麹 …… 大さじ1と⅔

サラダ油 …… 大さじ1
ごはん …… 2膳分

作り方

① 玉ねぎは粗みじん切りにし、トマトは小さめにきざむ。
② フライパンにサラダ油を熱し、Aを炒める。香りが立ったら❶を加え、玉ねぎがしんなりするまで炒める。
③ さば缶を缶汁ごと加え、Bも加えて、さばを軽くほぐしながら全体をなじませる。
④ ごはんとともに器に盛る。

薬膳ポイント

さばには血行をよくし、老廃物を洗い流す作用があります。その他、肩こりや美肌、抜け毛や白髪予防など、さまざまな効果が期待できます。

梅雨

副菜　温

スモークサーモンのレモンマリネ

材料（2人分）

スモークサーモン …… 50g
玉ねぎ …… ½個
レタス …… 3枚
パプリカ（赤、黄）…… 各⅛個
A 玉ねぎ塩麹、オリーブオイル …… 各大さじ1と½
A こしょう …… 少々
レモン果汁 …… 小さじ1

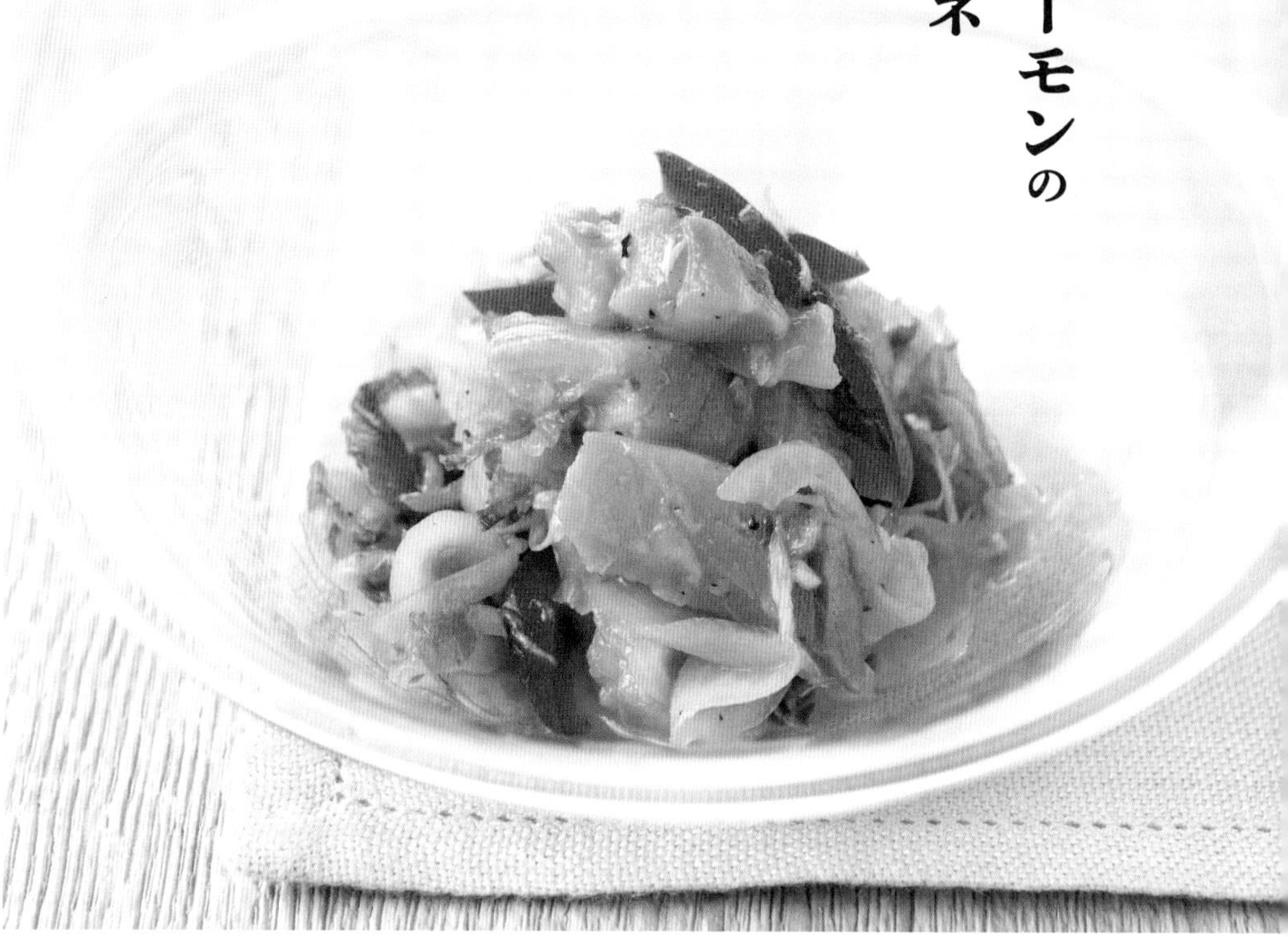

作り方

① 玉ねぎは薄切りにして水にさらす。
② レタス、パプリカはせん切りにする。
③ ボウルに水けをしぼった❶と❷、スモークサーモンを入れてAであえ、レモン果汁を加えてさっと混ぜる。

薬膳ポイント

鮭は胃腸を温め、消化機能を促進します。むくみや冷えの改善にも役立ちます。気の巡りをよくし、「水」の滞りを改善するレモンと組み合わせることで、心も体もすっきりします。

梅雨

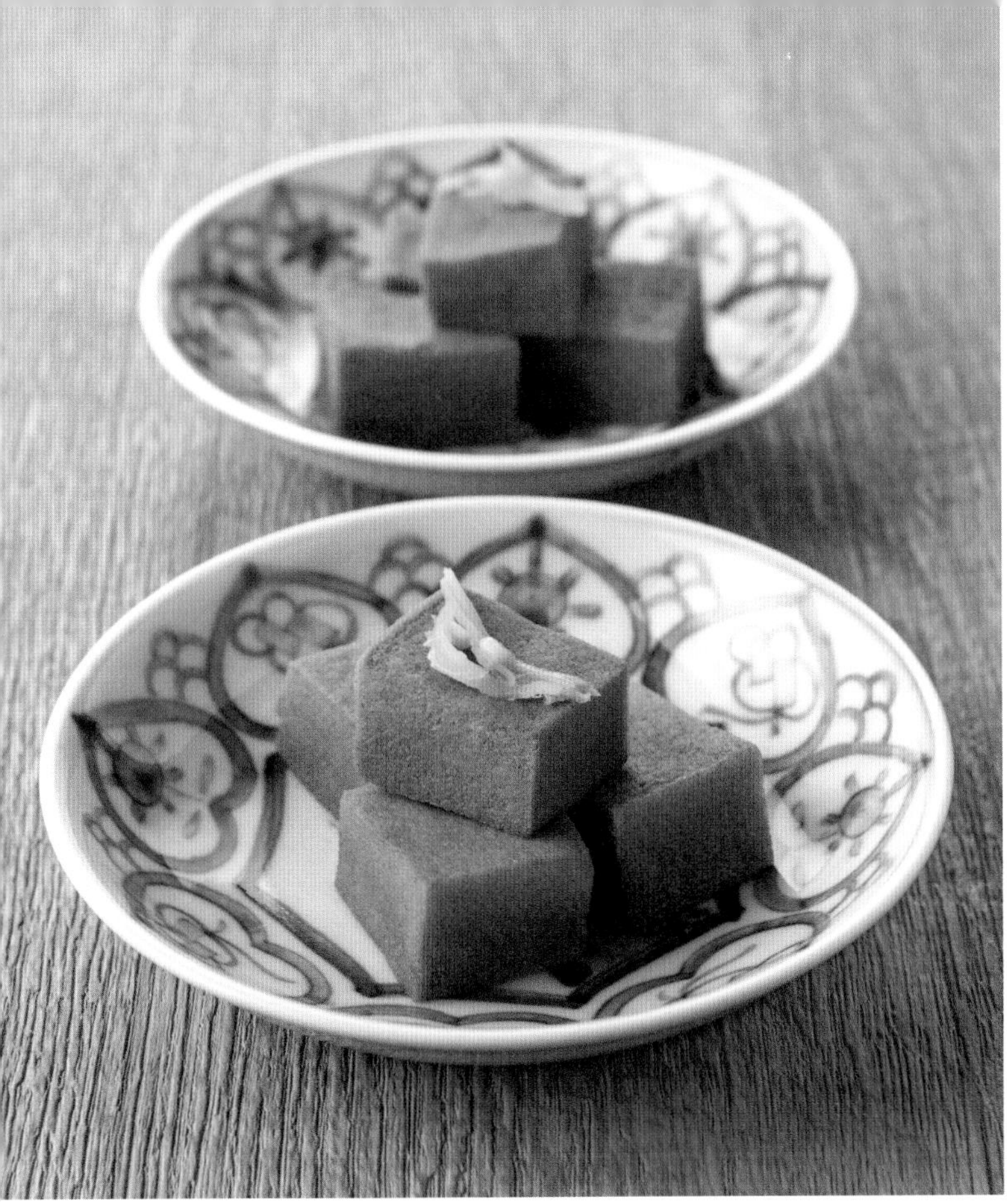

副菜

涼

ほうじ茶とみりんで煮た高野豆腐

材料（2人分）

高野豆腐 …… 25g
みりん …… 大さじ2
ほうじ茶 …… ½カップ
めんつゆ（ストレートタイプ） …… 大さじ2
さやえんどう …… 適量

作り方

① 高野豆腐は水につけてもどし、水けをしぼって食べやすい大きさに切る。
② 鍋にみりんを入れて火にかけ、アルコールを飛ばす。ほうじ茶とめんつゆを加え、沸騰したら❶を加えて煮汁が半分ぐらいになるまで煮つめる。
③ 器に盛り、ゆでて細切りにしたさやえんどうを添える。

薬膳ポイント

消化吸収を助ける高野豆腐に水分代謝を促すほうじ茶を合わせ、栄養を効率よく全身に届けます。

梅雨

副菜

涼

セロリとキウイのサラダ

材料（2人分）

セロリ …. 1本

キウイ …. 1個

A
- 甘麹 …. 大さじ½
- 塩麹 …. 小さじ2
- レモン果汁 …. 小さじ1
- こしょう …. 少々

クコの実（あれば）…. 適量

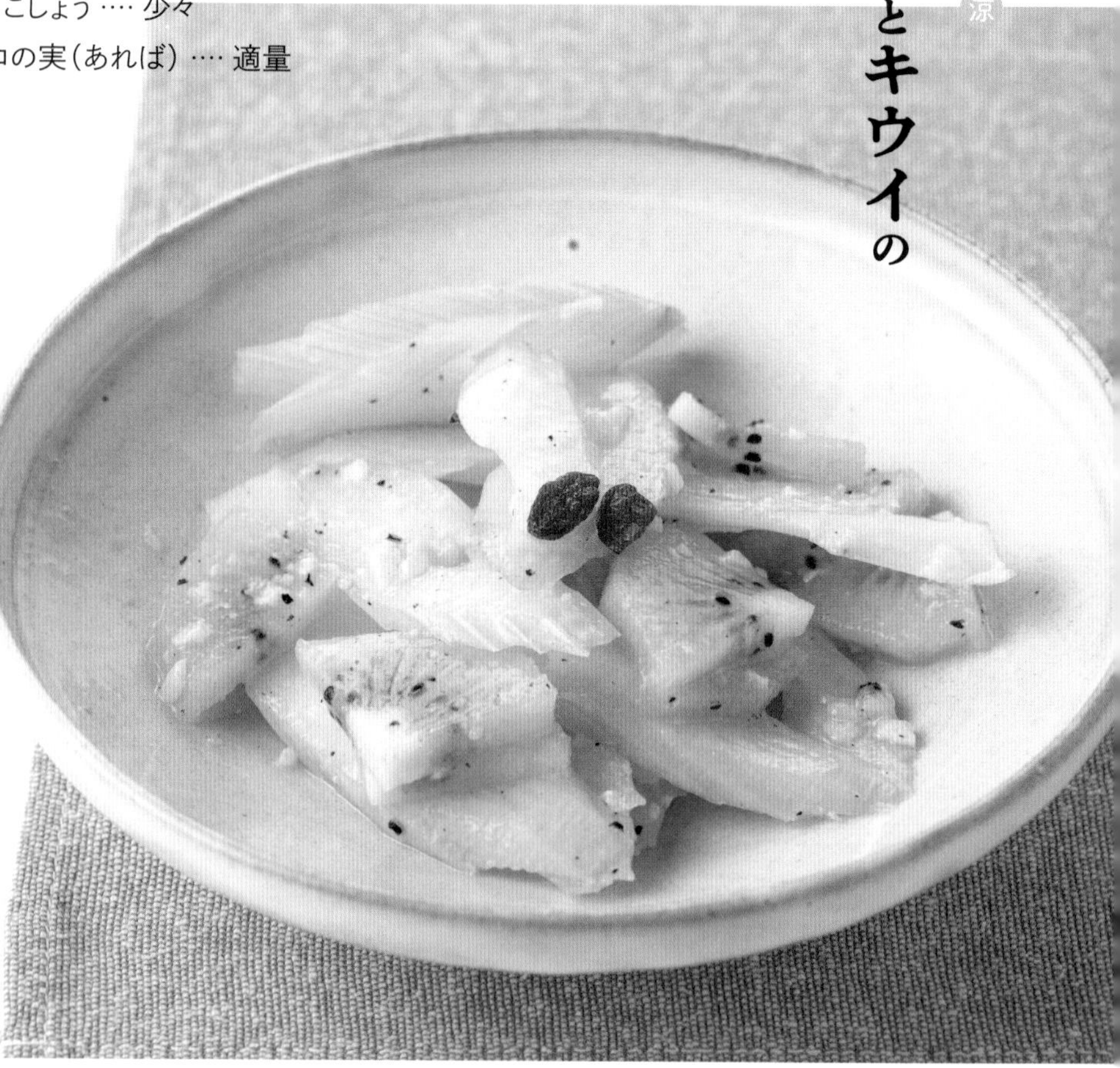

作り方

① セロリは3～4㎜幅に切り、キウイはいちょう切りにする。

② 混ぜ合わせたAで❶をあえる。

③ 器に盛り、クコの実をのせる。

薬膳ポイント

セロリは余分な熱をとり、キウイは消化不良を解消。水分の排出が滞ることで起こる下痢などの改善にも役立ちます。

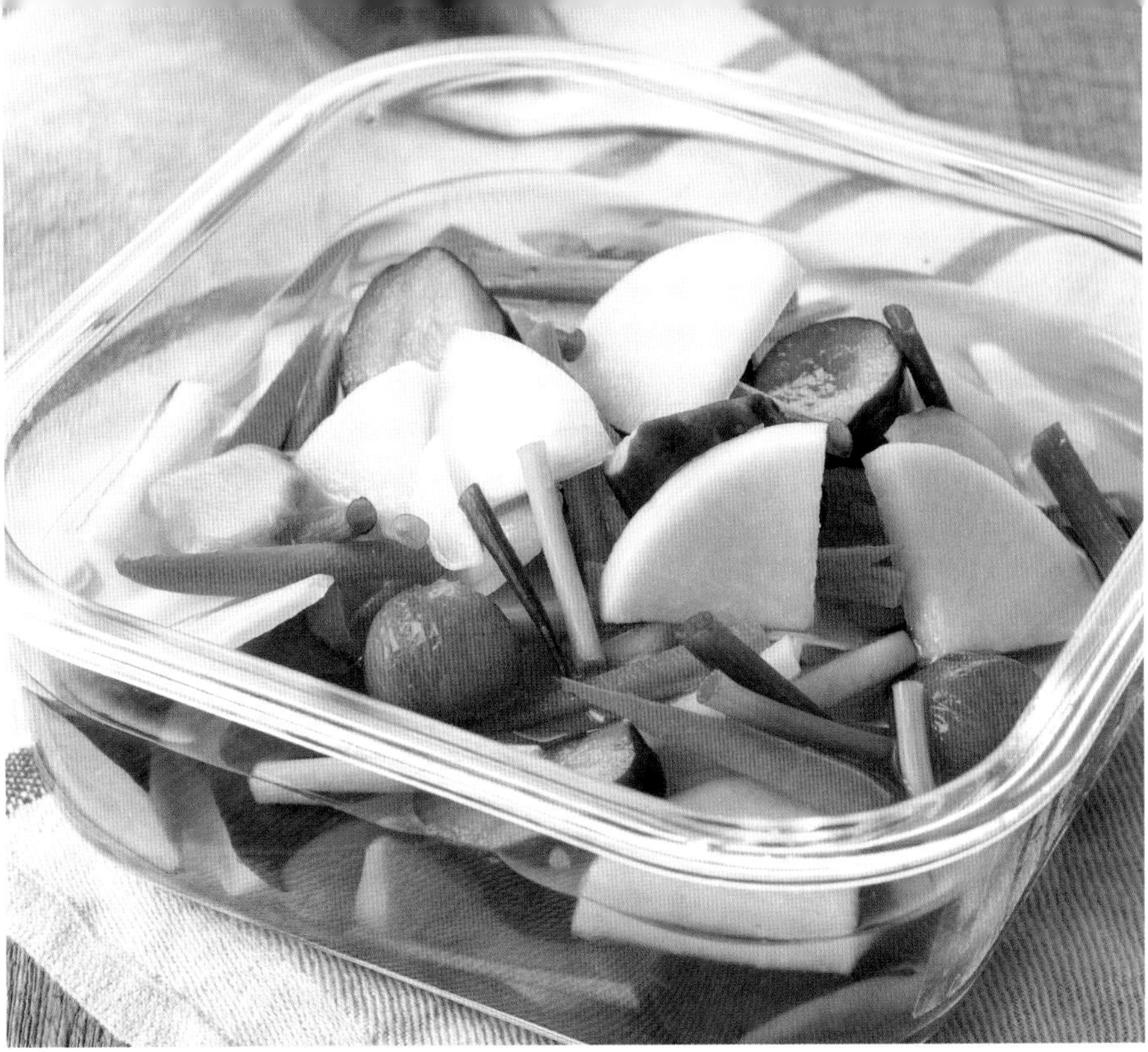

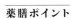

梅雨

副菜

大根の水キムチ

涼

材料（作りやすい分量）

大根 …… ⅓本分

きゅうり …… 1本

にんじん …… ½本

ミニトマト …… 12個

A
- 水 …… 9カップ
- 砂糖 …… 大さじ3
- 塩 …… 大さじ1と½
- 玉ねぎ（2cm角）…… ½個
- にんにく（薄切り）…… 1片
- しょうが（薄切り）…… 1かけ
- 細ねぎ（5cm長さ）…… 3本

※半量で作ってもOK。

作り方

① 大根は皮つきのまま厚めのいちょう切り、きゅうりは小さめの乱切り、にんじんは太いせん切りにする。

② Aを混ぜ合わせ、❶と湯むきしたミニトマトを加える。

③ 常温でひと晩おいた後、冷蔵庫で2日おく。漬け汁ごと食べられる。

薬膳ポイント

野菜を乳酸発酵させた水キムチは、水分代謝が低下する梅雨の時期に胃腸の調子を整えるのに最適。

梅雨

副菜

平

トマトと枝豆、えびの玉ねぎ塩麹あえ

材料（2人分）

ミニトマト …… 4個
枝豆（さやから出す）…… 25g
むきえび …… 6尾
玉ねぎ塩麹 …… 小さじ2
レモン果汁 …… 小さじ1
パセリ（みじん切り）…… 適量

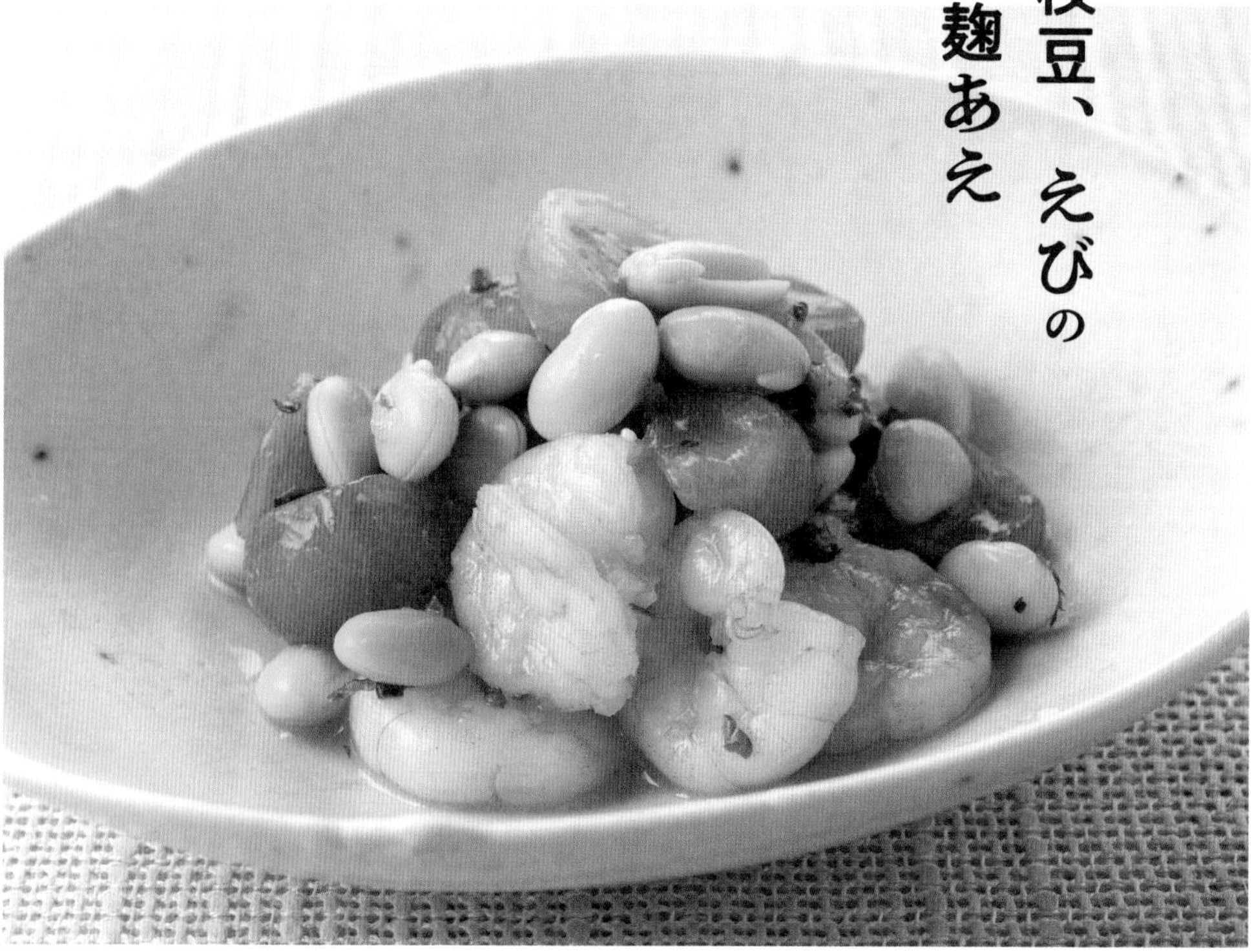

作り方

① えびは塩少々（分量外）を加えた熱湯でゆで、水けをきる。ミニトマトは四つ割りにする。
② ❶と枝豆を玉ねぎ塩麹であえ、レモン果汁を加えて軽く混ぜる。
③ 器に盛り、パセリをちらす。

薬膳ポイント

陽の気を補うえびと余分な熱を冷ますトマトの組み合わせ。梅雨どきのだるさを改善します。

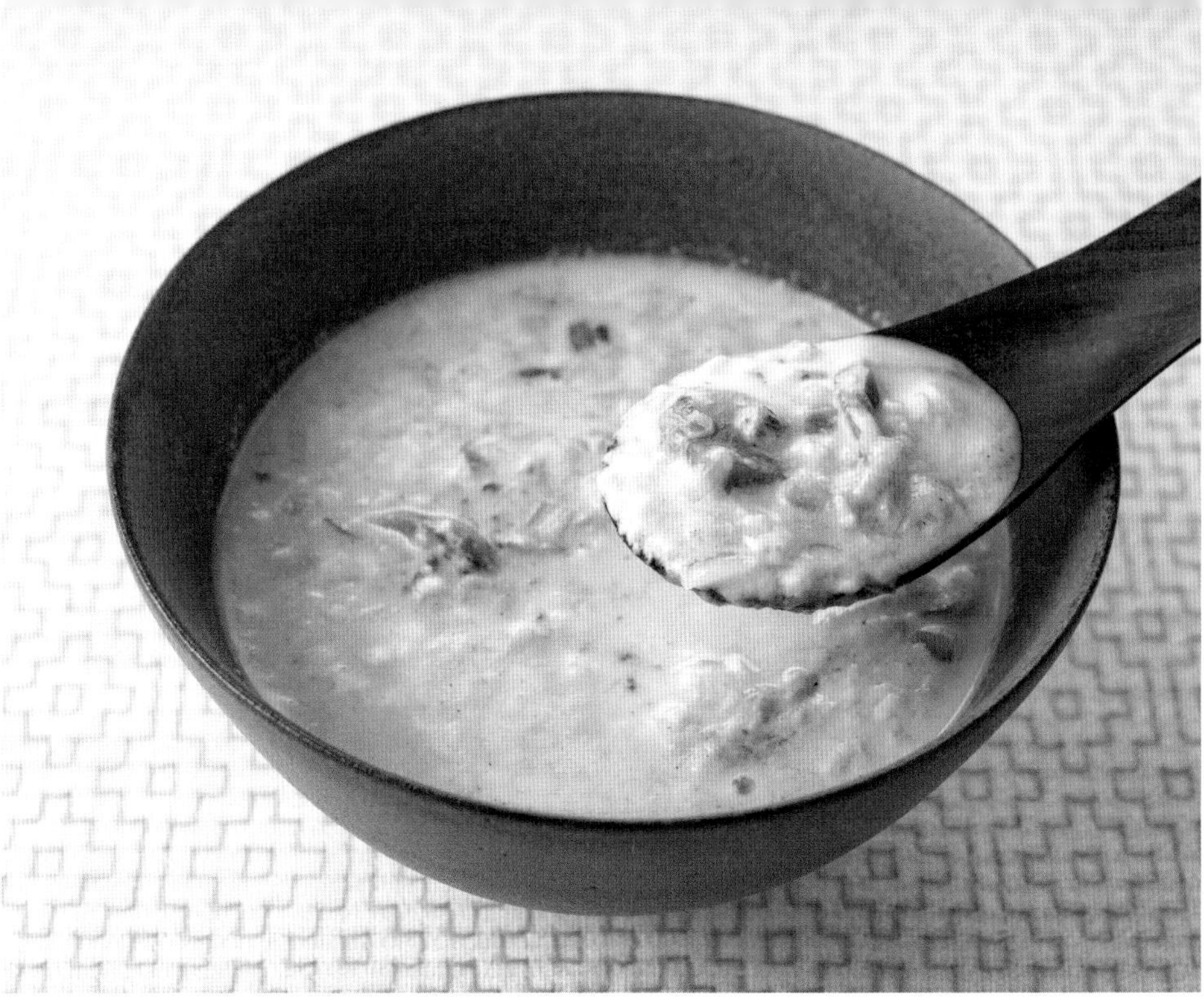

梅雨

副菜

平

台湾風豆乳スープ

材料（2人分）

乾燥帆立 …… 2個
干しえび …… 2g
長ねぎ …… ½本
ザーサイ（びんづめ） …… 25g
A 豆乳 …… 1と¼カップ
A 甘麹 …… 大さじ1と⅓
ごま油 …… 小さじ2
水 …… 大さじ1と⅔

作り方

① 乾燥帆立と干しえびは、分量の水につけてもどす。もどし汁はとっておく。
② 長ねぎ、ザーサイは粗みじん切りにする。
③ 鍋にごま油を熱して❷の長ねぎを炒め、香りが立ったらザーサイを加えて軽く炒める。
④ ❸に❶をもどし汁ごと加え、さらにAも加えてひと煮立ちさせる。

薬膳ポイント

長ねぎには炎症を抑えて熱を冷ます効果があります。帆立やえびには体を温める効果があるので、寒けをともなう風邪や頭痛の改善に有効です。

梅雨

主食

温

梅塩麹の香りごはん

材料（作りやすい分量）

梅塩麹の梅 …… 1つ

梅塩麹 …… 大さじ1

A　みょうが（みじん切り）…… 2個
　 青じそ（みじん切り）…… 5枚

米 …… 2合

青じそ …… 適量

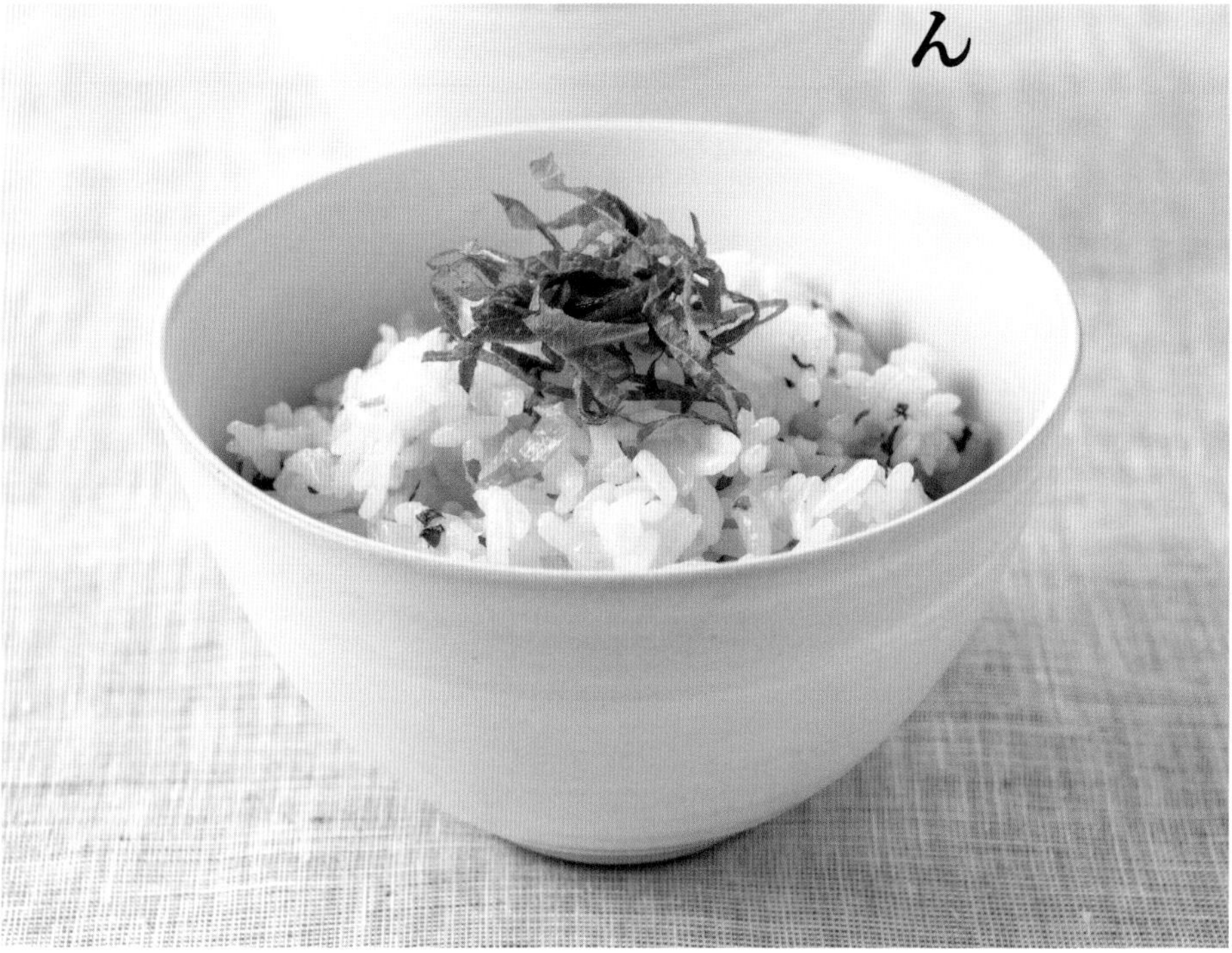

作り方

① 炊飯器の内釜にといだ米を入れ、浸水させたら通常の水加減で水を加える。梅と梅塩麹を加え、混ぜずに炊く。

② 炊きあがったらAを加える。梅の種をとり、果肉をつぶしながら全体を混ぜ合わせる。

③ 器に盛り、せん切りの青じそをのせる。

薬膳ポイント

梅はおなかの調子を整える効果、みょうが、青じそには「水」を流す効果があります。この組み合わせにより、梅雨に起こる体のだるさを改善します。

梅雨

主食

涼

とうもろこしたっぷり冷麺風

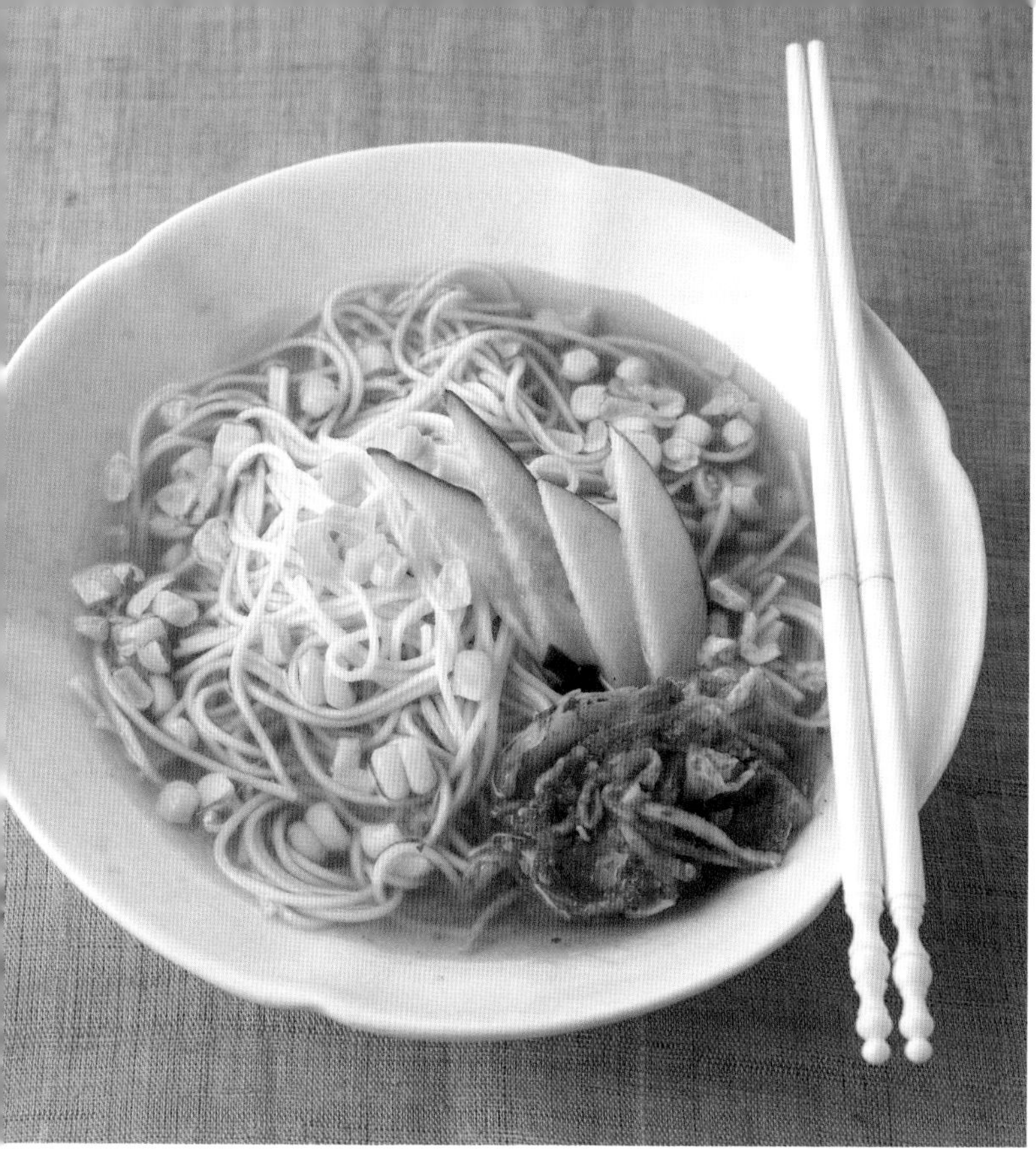

材料（2人分）

水キムチ（109ページ）の漬け汁（※）
…… 2と½カップ
昆布 …… 3cm角

A
- しょうゆ麹 …… 大さじ1
- 塩麹 …… 大さじ½

好みの麺 …… 2人分

B
- りんご（薄切り）…… 4枚
- きゅうり（薄切り）…… 4枚
- とうもろこし …… 50g
- キムチ（好みで）…… 適量

※ キムチの漬け汁がないときは、水2カップ、しょうゆ麹、鶏がらスープの素各大さじ1、甘麹小さじ1を混ぜ合わせたもので代用する。

作り方

① 水キムチの漬け汁に昆布を入れて1時間ほどおき、Aを加えて混ぜる。
② 器に❶を入れ、ゆでて冷水で締めた麺を加えてBをのせる。

薬膳ポイント

体の水分バランスを整えるとうもろこしは、梅雨どきにたくさんとりたい食材です。

梅雨

スイーツ

涼

甘麹レモンゼリー

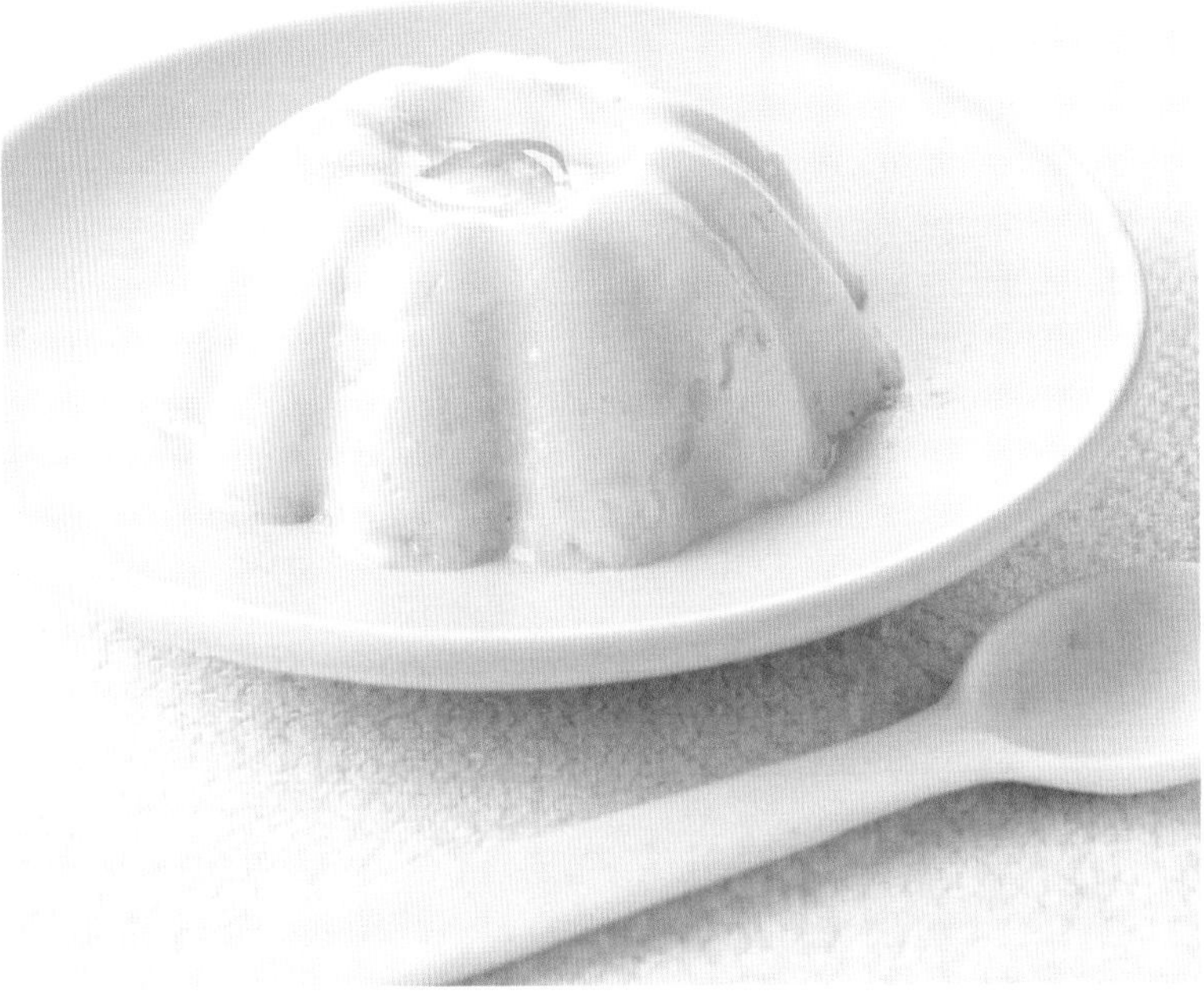

材料（2人分）

甘麹 …. 180mℓ

豆乳 …. 180mℓ

粉ゼラチン …. 7g

水 …. 大さじ1と½

レモン果汁 …. ½個分

レモンの皮（国産・せん切り） …. 適量

薬膳ポイント

レモンは酸味の力で気の巡りをよくし、水分の滞りを改善してむくみを防ぎます。また甘麹は疲労回復効果もあるので、疲れがとれないときにおすすめです。

作り方

① 粉ゼラチンを分量の水でふやかしておく。

② 鍋に豆乳を入れて温め、❶を加えて溶かす。

③ 火を止めて甘麹とレモン果汁を加えて混ぜ合わせる。型に流し入れ、冷蔵庫で冷やしかためる。

④ 型から出して器に盛り、レモンの皮を飾る。

梅雨

スイーツ

平

甘麹とバナナのアイス

材料（2人分）

甘麹 …… 2/3カップ
バナナ …… 1本
季節のくだもの …… 適量

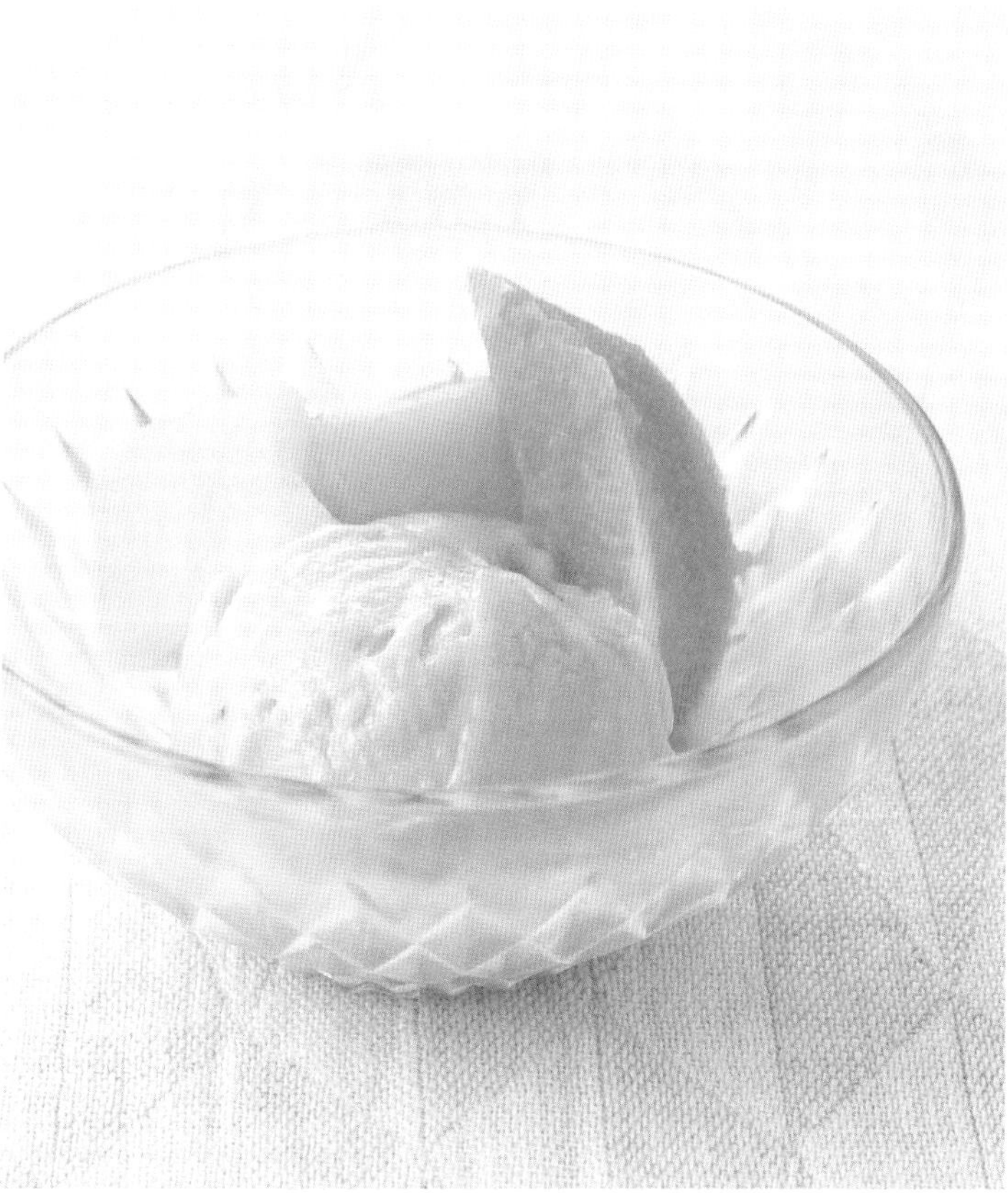

作り方

① ボウルにバナナを入れ、フォークで細かくつぶす。
② 甘麹を加えて混ぜ、バットなどに流し入れる。途中で3回ほど混ぜながら、冷凍庫で冷やしかためる。
③ 器に盛り、くだものを添える。

薬膳ポイント

バナナは気の巡りの滞りにより低下した脾の働きを整えます。疲労回復効果のある甘麹との組み合わせは、すっきりしない梅雨におすすめです。

乾燥は美と健康の敵！
内から外からうるおしましょう！

秋

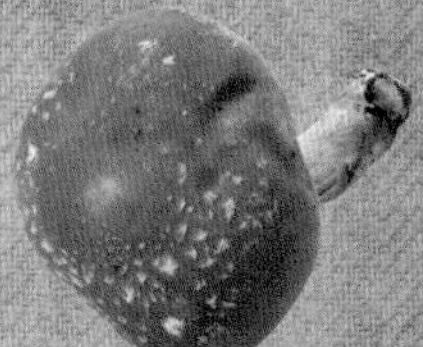

秋は過ごしやすい季節ですが、乾燥の季節でもあります。乾燥した空気が呼吸によって体内に入ると「肺」がダメージを受け、髪や肌が乾燥します。また、内臓も乾燥することで、便秘などの不調を招きます。肺は乾燥を嫌うので、体をうるおす食材、根菜類やフルーツは効果的です。また「辛」の食材も、代謝を活発にして体内に水分を巡らせ、乾燥を防ぎますが、汗が出るほど辛いものは乾燥が進むので、控えましょう。

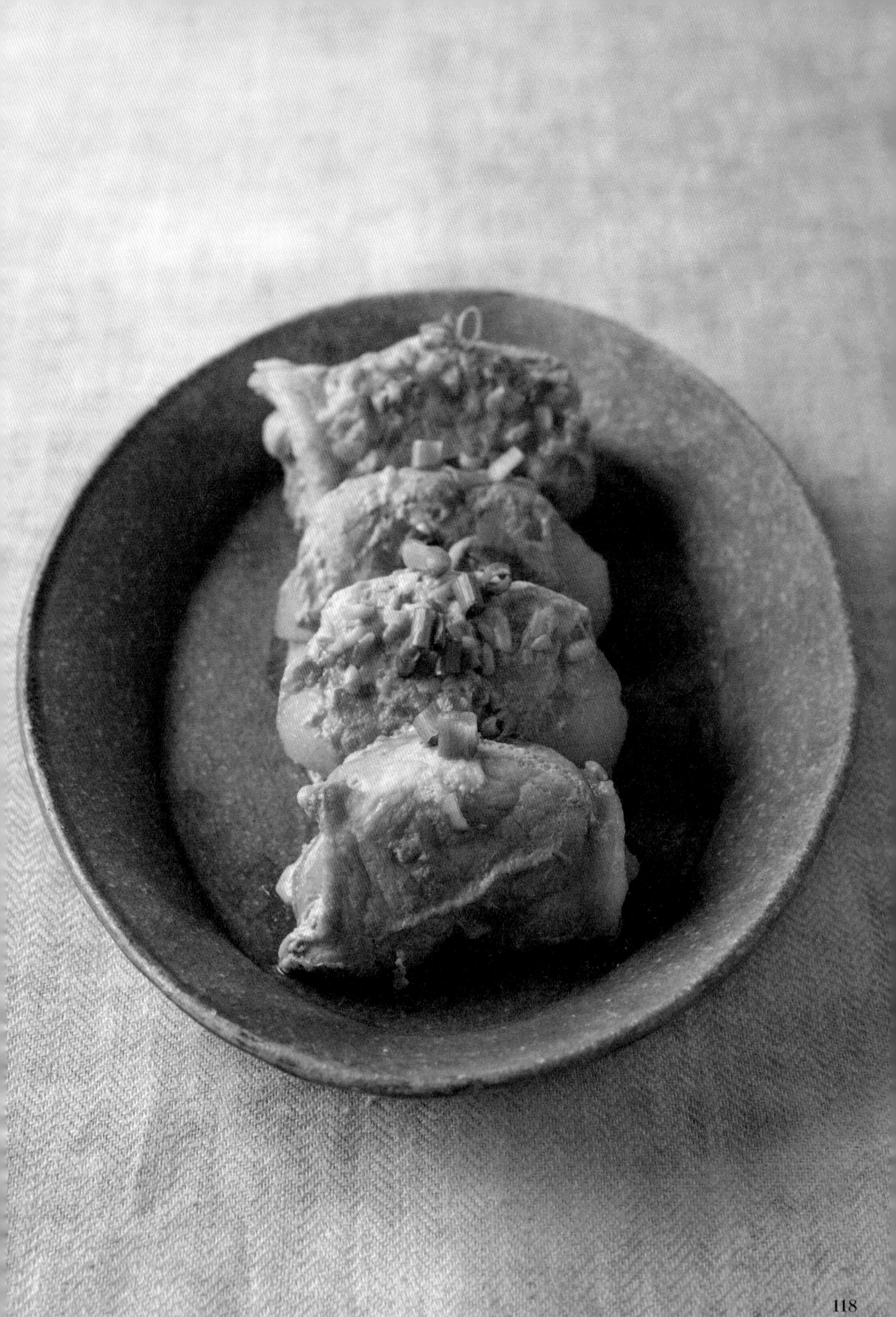

秋

なしの豚肉巻き

主菜

平

材料（2人分）

豚ロース薄切り肉 …… 4枚
なし …… ½個
A　だし汁 …… 1と¼カップ
　　甘麹 …… ½カップ
　　しょうゆ麹 …… 大さじ1と½
乾姜パウダー（またはジンジャーパウダー）…… 少々
細ねぎ（小口切り）…… 適量

作り方

① なしは皮をむいて4等分に切り、それぞれ芯をとって豚肉で巻く。
② ❶の巻き終わりを下にしてフライパンに並べ、混ぜ合わせたAを加える。乾姜パウダーをふり、水分が半分ほどになるまで煮る。
③ 器に盛り、細ねぎをちらす。

薬膳ポイント

肺をうるおして咳を改善するなしや体の水分バランスを整える豚肉は、秋〜冬におすすめの食材。体を冷やす作用があるので、乾姜や麹など、体を温めるものと一緒にとりましょう。

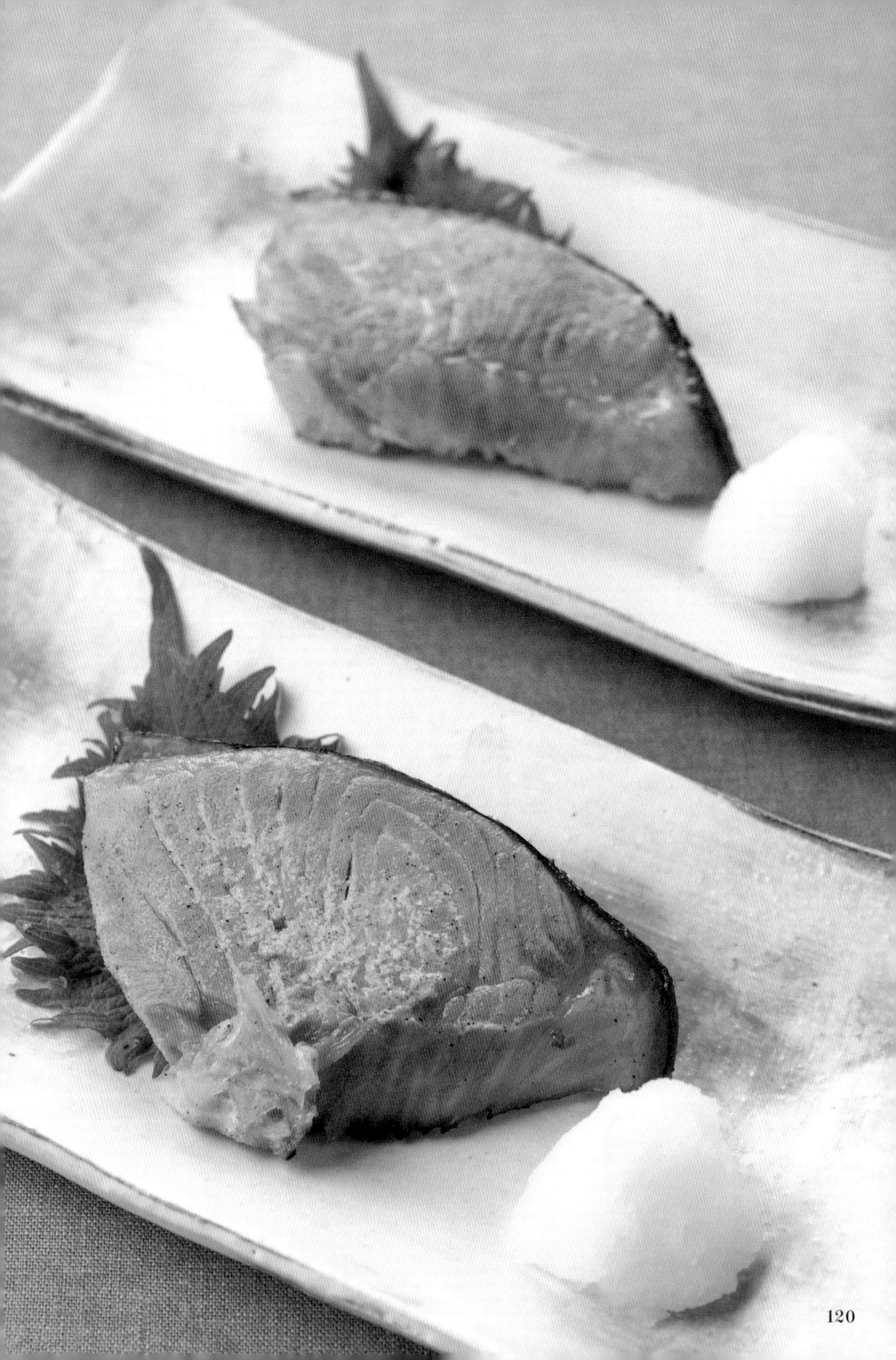

秋

鮭の梅塩麹焼き

主菜

温

材料（2人分）

生鮭 …. 2枚
梅塩麹の梅 …. ½個
梅塩麹 …. 大さじ1と⅔
サラダ油 …. 小さじ1
青じそ …. 2枚
大根おろし …. 適量

作り方

① 梅塩麹の梅は種をとり、梅塩麹とともにミキサーにかけてなめらかにしておく。
② 鮭に❶をまぶし、30分ほどおいてから麹を洗い流して水けをふく。
③ フライパンにサラダ油を熱し、❷の両面を焼く。青じそとともに器に盛り、大根おろしを添える。

薬膳ポイント

鮭は体を温める魚介類の代表。梅も胃腸を温めて、消化機能を増進。胃弱、消化不良などが気になる時におすすめです。むくみや冷え性改善の効果も期待できます。

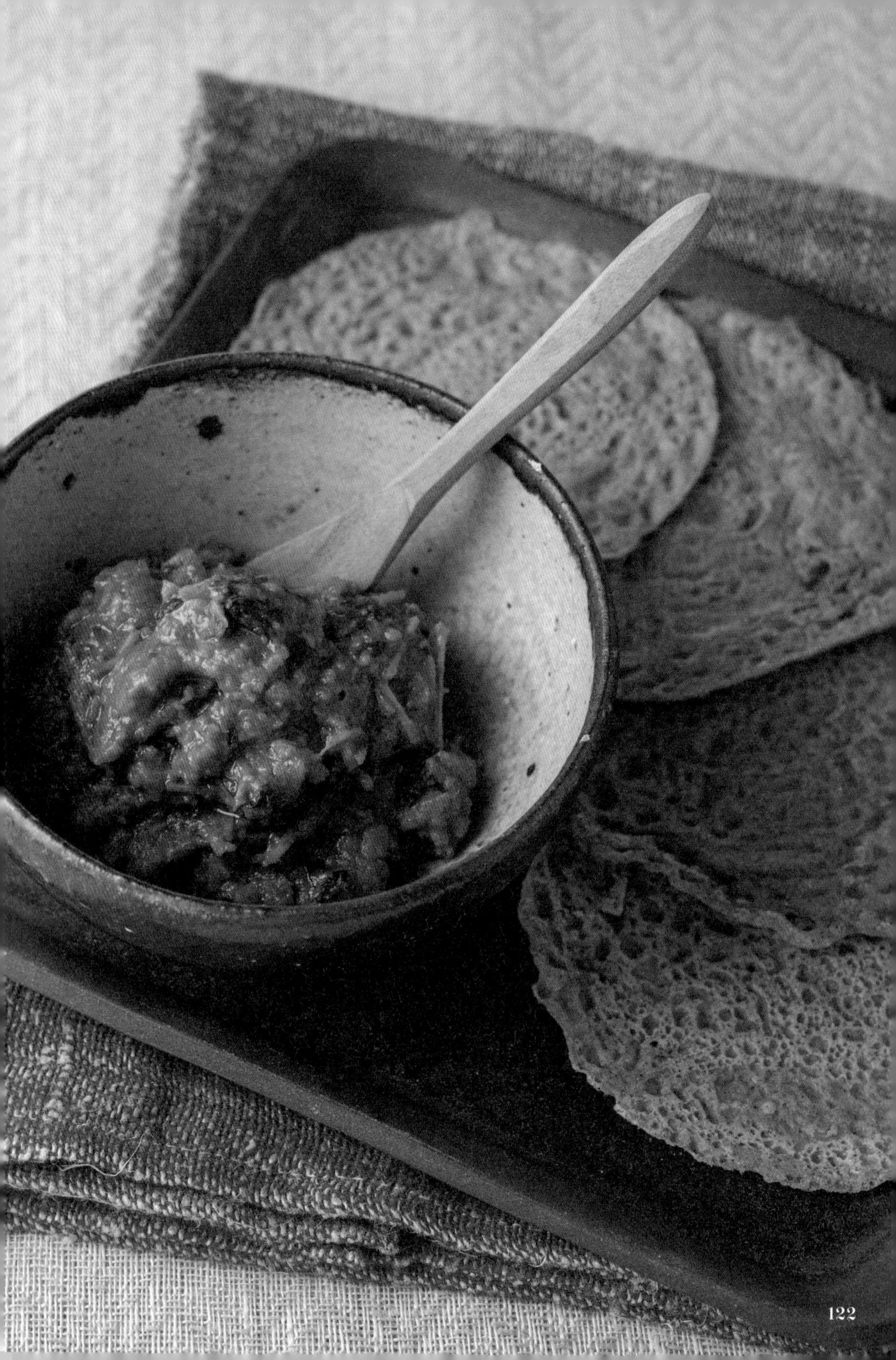

秋

主菜

温

豚肉と豆苗の小さなガレット

材料（2人分）

豚切り落とし肉 …. 100g
長ねぎ …. 2本
豆苗 …. 1株
A
　そば粉 …. 100g
　水 …. $\frac{2}{3}$カップ
B
　しょうゆ麹 …. 200g
　甘麹 …. 60g
サラダ油 …. 適量

作り方

① ガレットを焼く。ボウルにAを入れて混ぜ合わせ、$\frac{1}{4}$量をフライパンに丸く流し入れて両面を焼く。
② 豚肉は細かく切り、長ねぎは粗みじん切りにする。豆苗は2cm長さに切る。
③ フライパンを熱して❷の豚肉を炒め、長ねぎも加えて炒める。
④ Bと❷の豆苗を加え、ねっとりしてくるまで炒める。
⑤ ❹を器に盛り、❶のガレットで❹を巻いて食べる。

薬膳ポイント

長ねぎとそば粉は滞った気の巡りを整える効果の高い食材です。気の流れが悪く、なんとなく元気が出ない、というときの体調改善におすすめです。

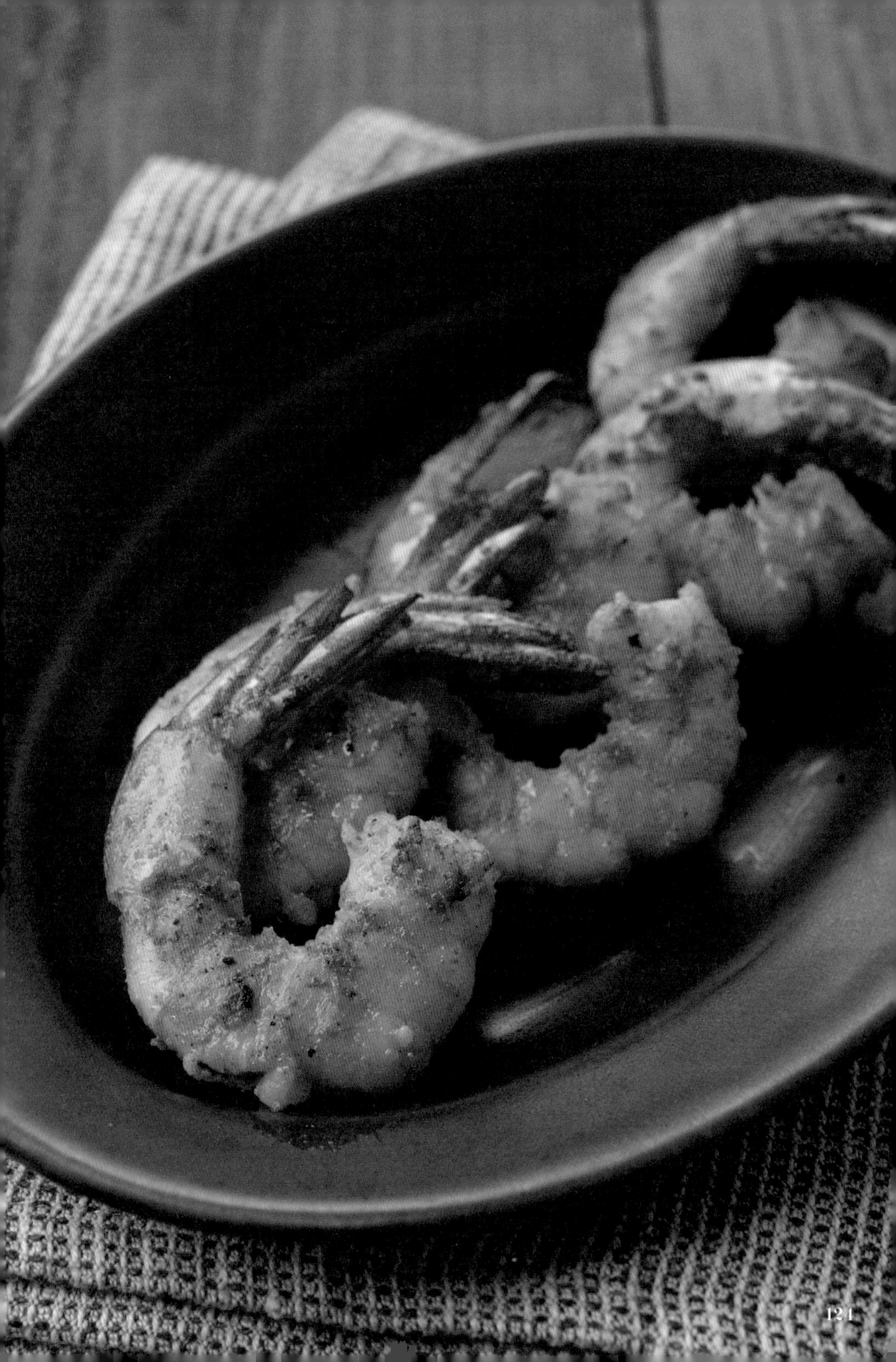

秋

主菜

温

えびのカレー塩麹焼き

材料（2人分）

えび …… 6尾

カレー塩麹 …… 大さじ1

オリーブオイル …… 小さじ2

作り方

① えびは背わたをとり、尾を1節残して殻をむく。カレー塩麹をまぶして10分ほどおく。

② フライパンにオリーブオイルを熱し、えびの両面を弱火でしっかり焼く。

薬膳ポイント

えびとカレーは気の巡りをよくし、疲労回復効果があるので、夏の疲れが残っている秋の初めに食べると効果的です。えびは血流改善効果もあり、秋の未病対策におすすめです。

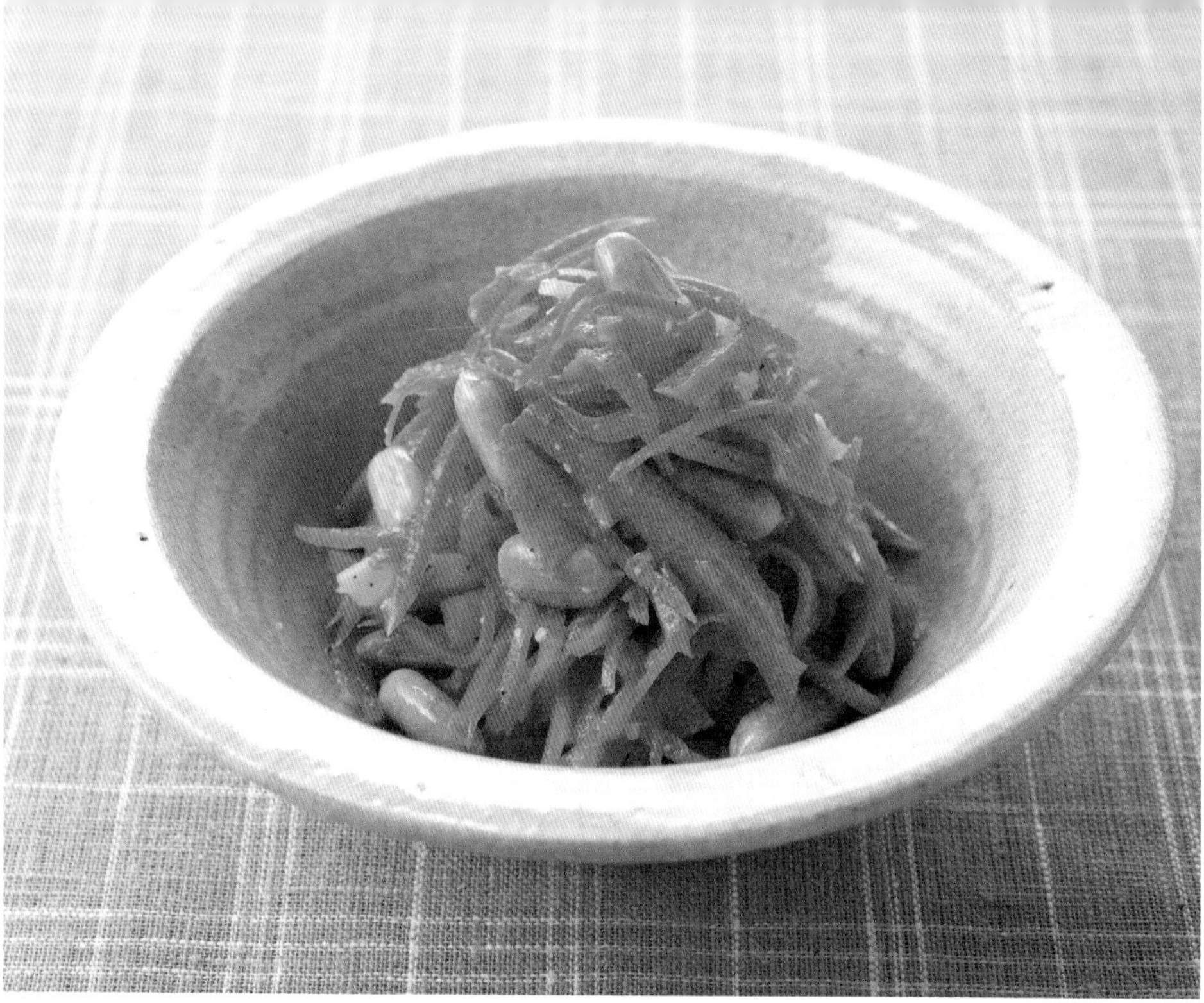

秋

副菜

にんじんと落花生のサラダ

平

材料（2人分）

にんじん …… ½本
落花生 …… 25g
塩 …… 1つまみ

A
- 玉ねぎ塩麹 …… 大さじ1
- オリーブオイル …… 小さじ1
- レモン果汁 …… 小さじ1
- こしょう …… 少々

作り方

① にんじんはせん切りにし、塩をふって10分ほど置く。
② 落花生は薄皮をむく。
③ ❶の水けをしっかりしぼり、❷と混ぜ合わせたAであえる。

薬膳ポイント

にんじんと落花生は血を養う食材。肌のくすみやかさつきの改善に効果が期待できます。

秋

副菜　涼

ほうれん草といかのごまあえ

材料（2人分）

ほうれん草 …． ½束

いか（刺身用）…． 50g

A
- 白炒りごま …． 小さじ2
- しょうゆ麹 …． 大さじ1
- 甘麹 …． 小さじ2
- みそ …． 小さじ1

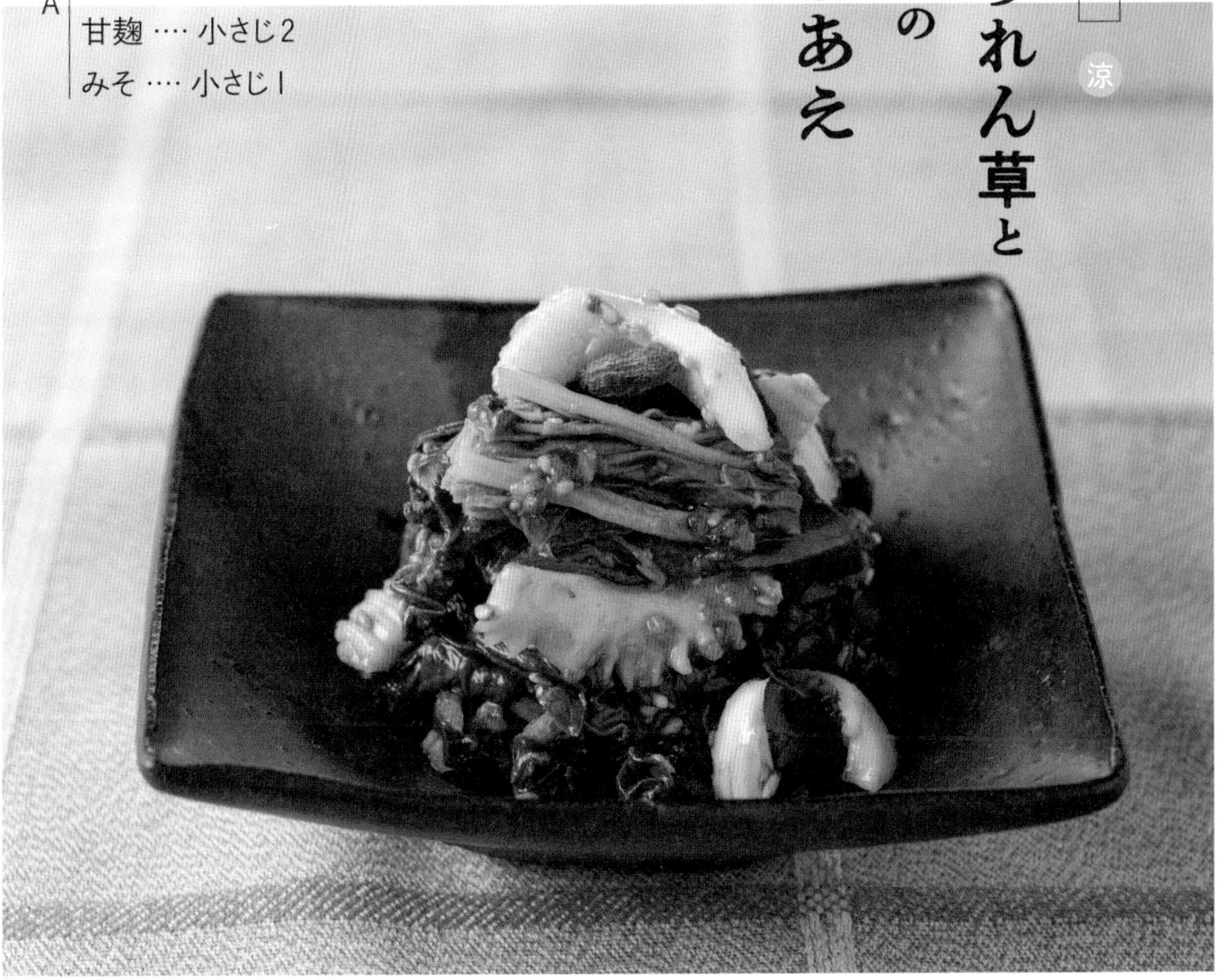

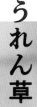

作り方

① いかは細切りにする。ほうれん草は食べやすい長さに切る。

② 鍋にお湯を沸かして❶のいかを入れ、再度沸騰したらほうれん草を加える。もう一度沸騰したら、火を止め、いかとほうれん草を冷水にとる。

③ ❷の水けをしっかりきり、混ぜ合わせたAであえる。

薬膳ポイント

寒い冬は「血」の不足により乾燥が進みます。ほうれん草といかは「血」を補い、白ごまは陰の気を養って、乾燥を防ぎます。

秋

副菜

涼

柿の麹白あえ

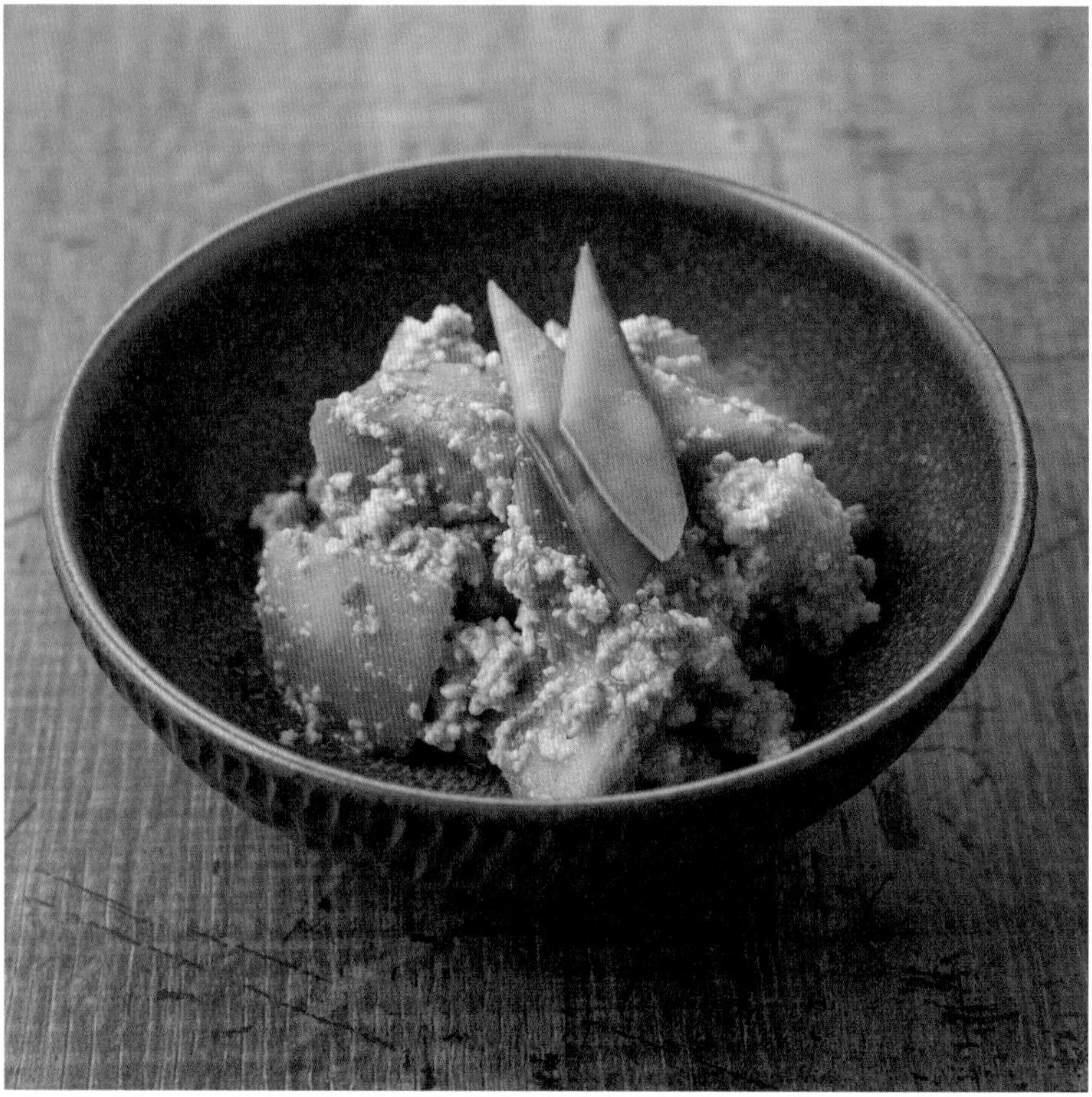

作り方

① 豆腐はキッチンペーパーで包んで耐熱皿にのせ、さらに耐熱皿などで重石をして、電子レンジ(600W)で5分加熱する。

② 柿はいちょう切りにし、キッチンペーパーで包んでしっかりと水けをきる。

③ ❶を裏ごしし、Aを加えて混ぜ合わせる。❷を加えてあえ、器に盛ってさやえんどうを添える。

材料（2人分）

柿 …… 1個

豆腐 …… ½丁(150g)

A
- 甘麹 …… 大さじ1と½
- しょうゆ麹 …… 大さじ½
- みそ …… 小さじ½
- 白すりごま …… 小さじ½

さやえんどう

(ゆでて半分に切る) …… 2枚

薬膳ポイント

柿には肺をうるおし、咳を止める効果が期待できます。豆腐には、体のうるおいを保つ働きがあります。

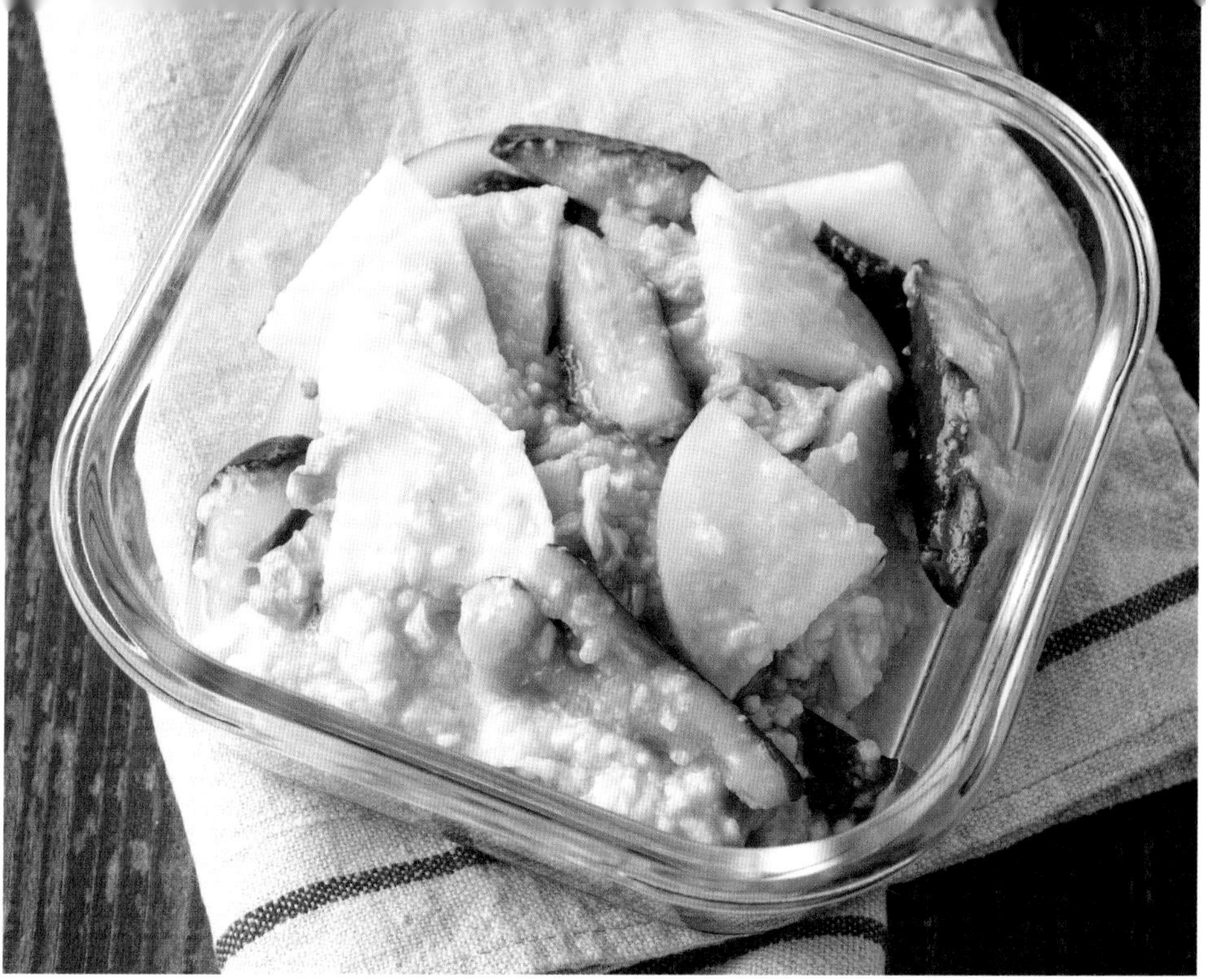

秋

副菜

涼

きゅうりと大根の三《さ》五《ご》八《はち》漬け

材料（作りやすい分量）

きゅうり …… 1本

大根 …… 10㎝

A	塩 …… 30g
	米麹 …… 50g
	冷やごはん …… 80g

作り方

① 漬け床を作る。Aを混ぜ合わせ、常温で2日間おく。麹の力でごはんが分解され、とろっとしてきたら漬け床の完成。

② きゅうりはたたき、大きめに割る。大根は厚めのいちょう切りにする。

③ ❷を❶に入れる。3～6時間で食べごろになる。

薬膳ポイント

きゅうりと大根には夏の間に体にこもった熱を冷まし、血液の流れをよくする働きがあります。

秋

副菜

温

きのことえびの豆板醤炒め

材料（2人分）

むきえび …… 4尾

好みのきのこ …… 100g

A 豆板醤 …… 大さじ1
　酒 …… 大さじ½

オリーブオイル …… 小さじ2

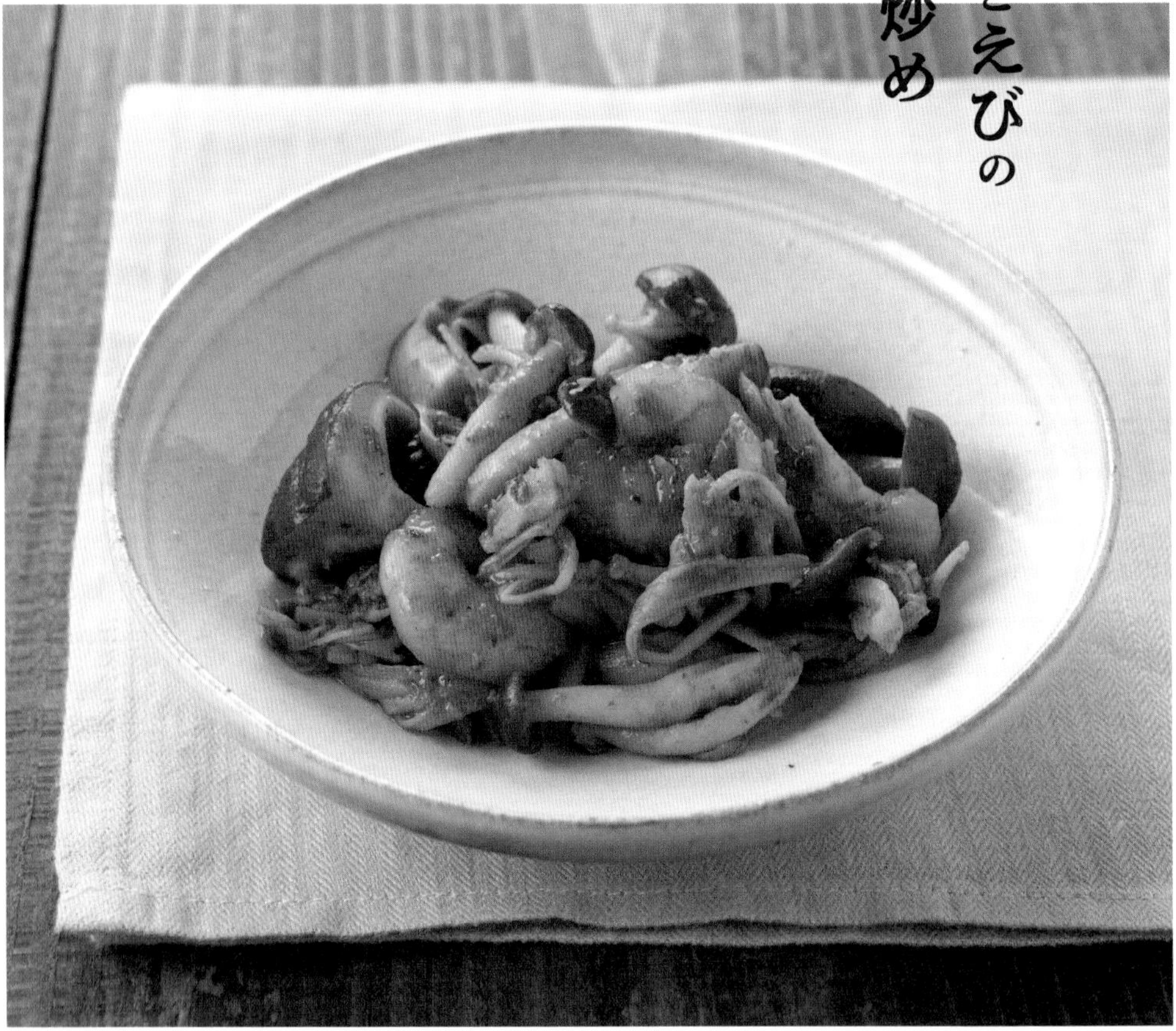

作り方

① きのこは、食べやすい大きさに切る。

② フライパンにオリーブオイルを熱し、えびを炒める。❶を入れて炒め、Aも加えて全体を混ぜながら炒める。

薬膳ポイント

胃の働きを良くするえびに辛味の豆板醤を合わせることで、体を冷えから守ります。また、気の流れをよくするきのこは自律神経を整え、不調を改善します。

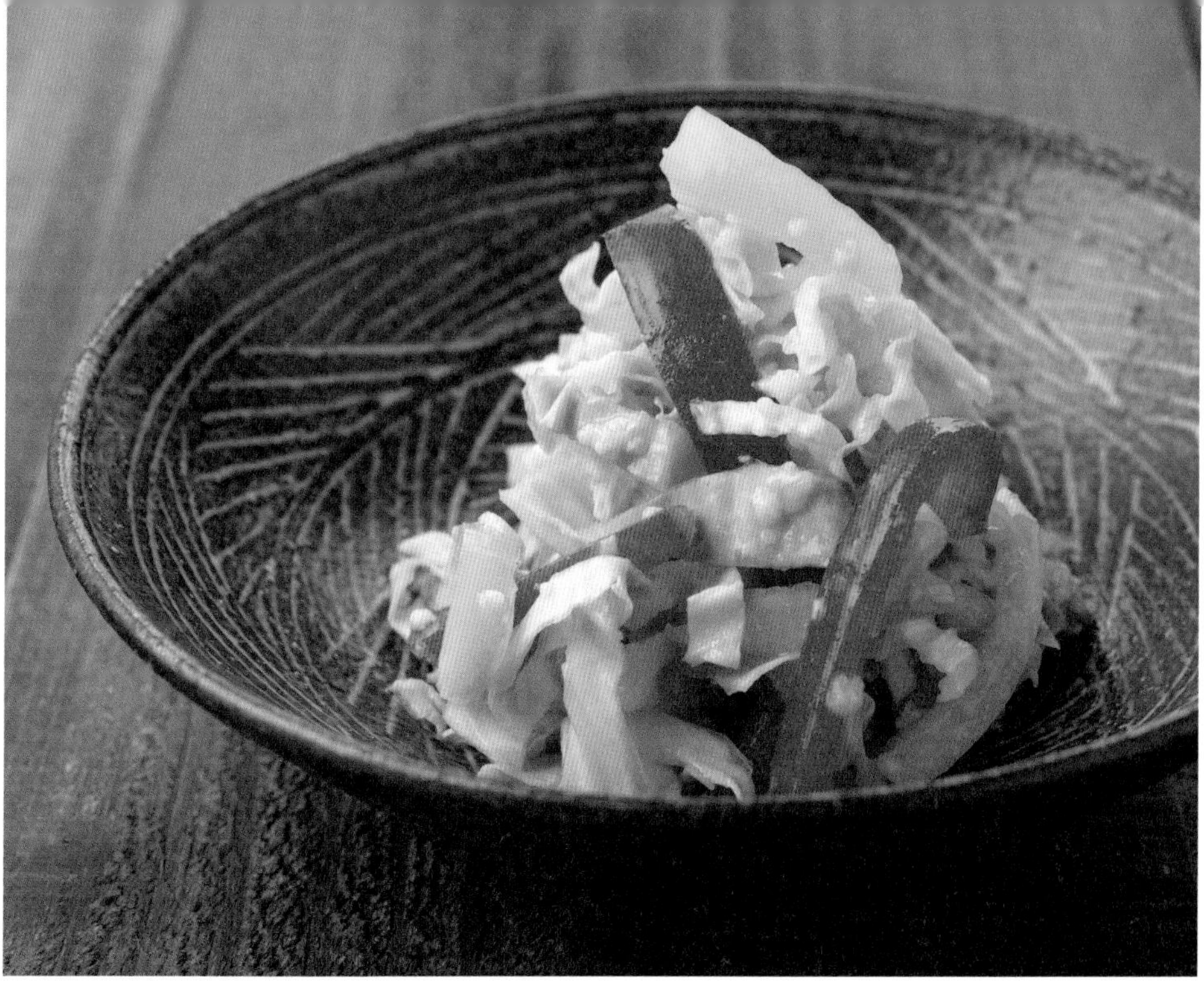

秋

副菜　温

キャベツとパプリカの塩麹漬け

材料（2人分）

キャベツ …… 3枚

パプリカ（赤、黄）…… 各1/4個

A｜塩麹、甘麹 …… 各大さじ1

作り方

① キャベツ、パプリカは太めのせん切りにする。

② ❶を混ぜ合わせたAであえ、10分ほどおいて味をなじませる。

薬膳ポイント

キャベツは胃や血の巡りをよくし、体のバリア機能の働きを高めます。体を温めるパプリカとの組み合わせで不調の改善につながります。

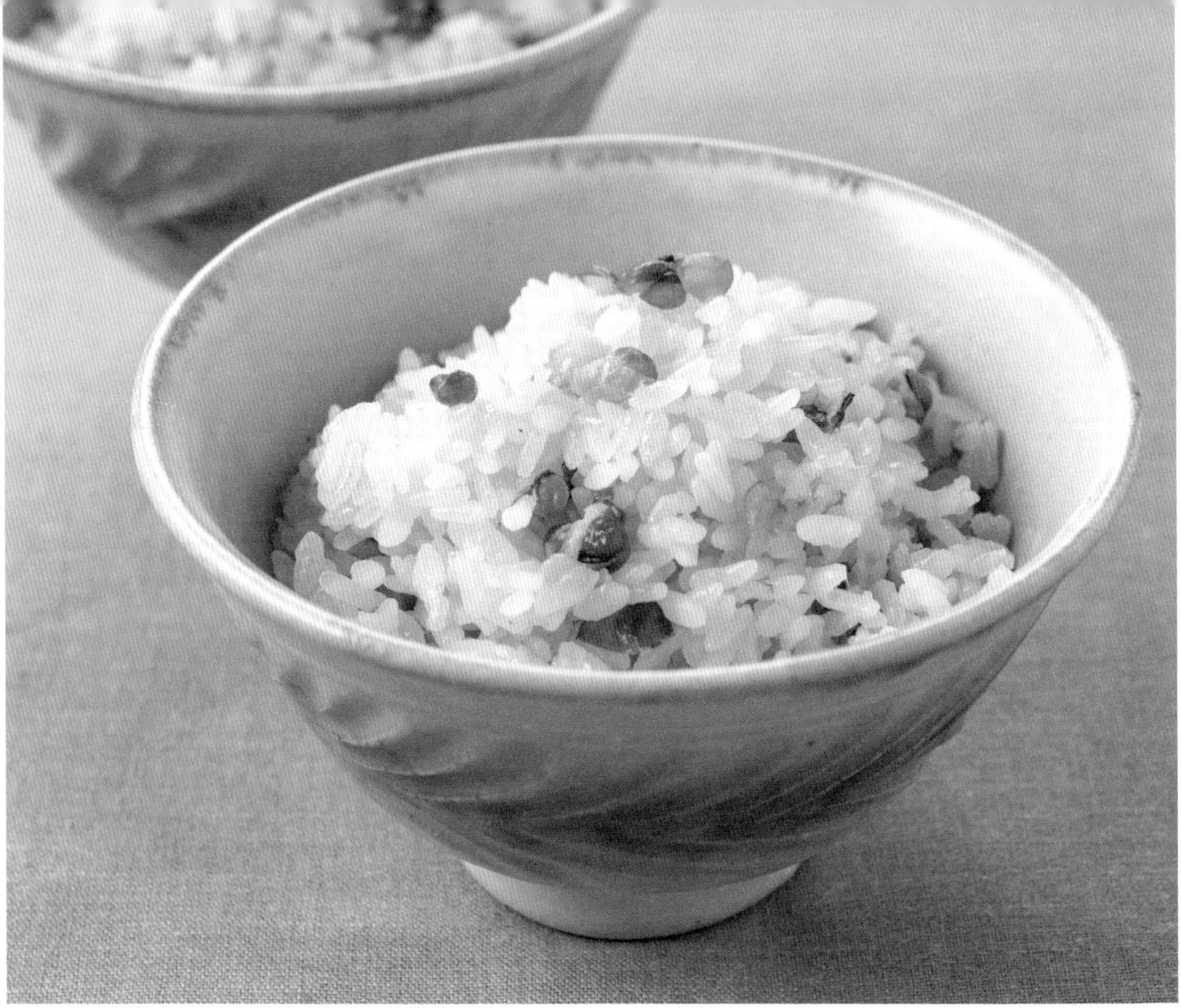

秋

緑豆ごはん

主食

涼

材料（作りやすい分量）

緑豆（ゆでたもの・54ページ参照）…… 30g
米 …… 2合
玉ねぎ塩麹 …… 大さじ1

作り方

① といだ米を炊飯器の内釜に入れ、通常通りの水加減をして浸水させる。
② 緑豆と玉ねぎ塩麹を加え、混ぜずにすぐに炊く。

薬膳ポイント

緑豆は水分、体の代謝バランスを整えることにより、体のうるおいを保ってくれます。乾燥しがちな秋には積極的にとりたい食材です。

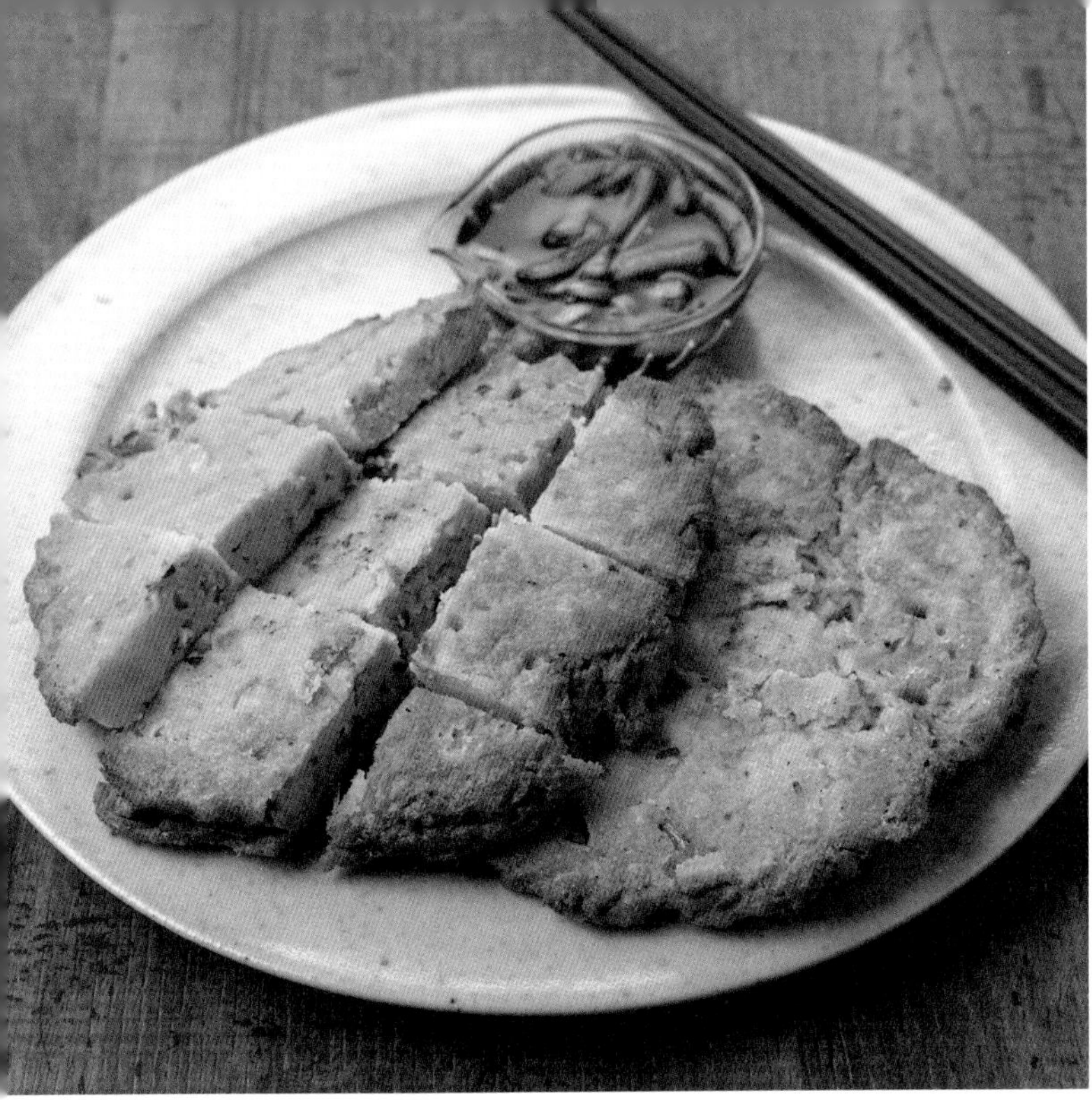

秋

主食

平

大豆粉のチヂミ

作り方

① Aを混ぜ合わせておく。さつまいもは皮をむき、ほどよい大きさに切ってゆでる。

② Bを混ぜ、水けをきった❶のさつまいもを加えてつぶしながらよく混ぜる。全体が混ざったら、にらを加える。

③ フライパンにごま油の半量を熱し、❷の半量を流し入れる。丸く伸ばして両面を焼く。

④ 食べやすく切り分けて器に盛り、❶で混ぜ合わせたAを添える。

材料（2人分）

さつまいも …. 25g

にら（2cm長さ）…. 20g

A
- 玉ねぎ（2～3mm幅）…. ⅛個
- しょうゆ …. 大さじ1と⅔

B
- 大豆粉 …. 40g
- 豆乳 …. 大さじ4
- 卵 …. 2個

ごま油 …. 適量

薬膳ポイント

大豆は体の乾燥を防ぐ効果があり、さつまいもといっしょにとると、体の疲れをとるのに役立ちます。玉ねぎしょうゆで気の流れをよくする効果も。

秋

スイーツ

平

白きくらげとなしのコンポート

材料（2人分）

白きくらげ（乾燥）…… 10g
なし …… ½個
甘麹 …… 大さじ2と⅔
乾姜パウダー
（または皮をむいたしょうがのすりおろし）
…… 少々
水 …… 1と¼カップ
レモン果汁 …… 小さじ1
クコの実（あれば）…… 適量

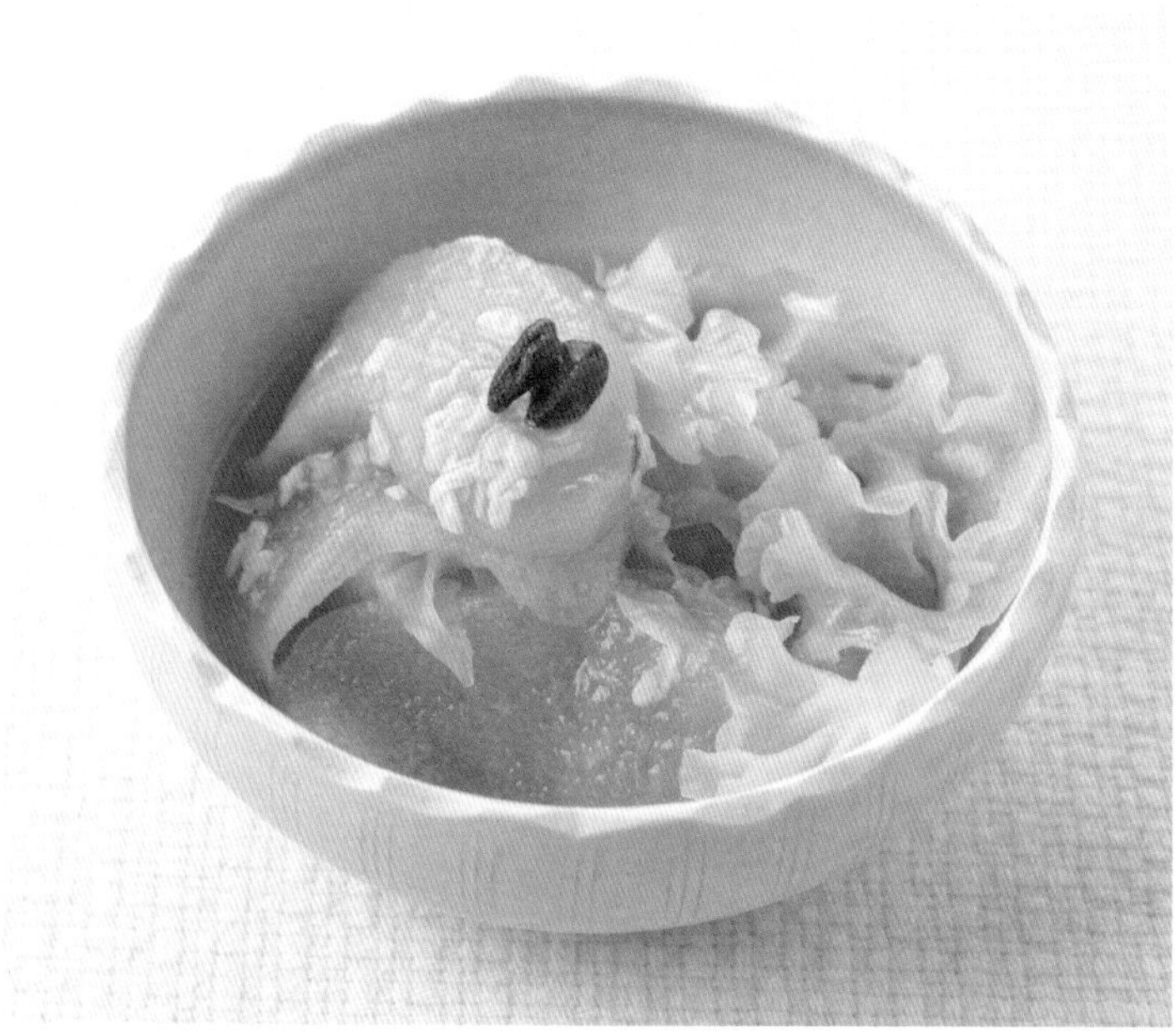

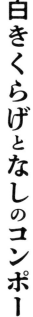

作り方

① 白きくらげをたっぷりの水に20分ほどつける。やわらかくなったら石づきをとり、手で細かくちぎる。

② 鍋に分量の水と❶のきくらげを入れ、弱火で1時間ほど煮る。

③ なしは皮をむいて芯をとり、大きめに切り分けて❷に加える。甘麹と乾姜パウダーも加え、さらに5分ほど煮る。

④ レモン果汁を加え、冷蔵庫で冷やす。器に盛り、クコの実をのせる。

薬膳ポイント

白きくらげとなしは体内の水分量を整えて体をうるおします。乾姜を加えることで、冷えすぎを防ぎます。

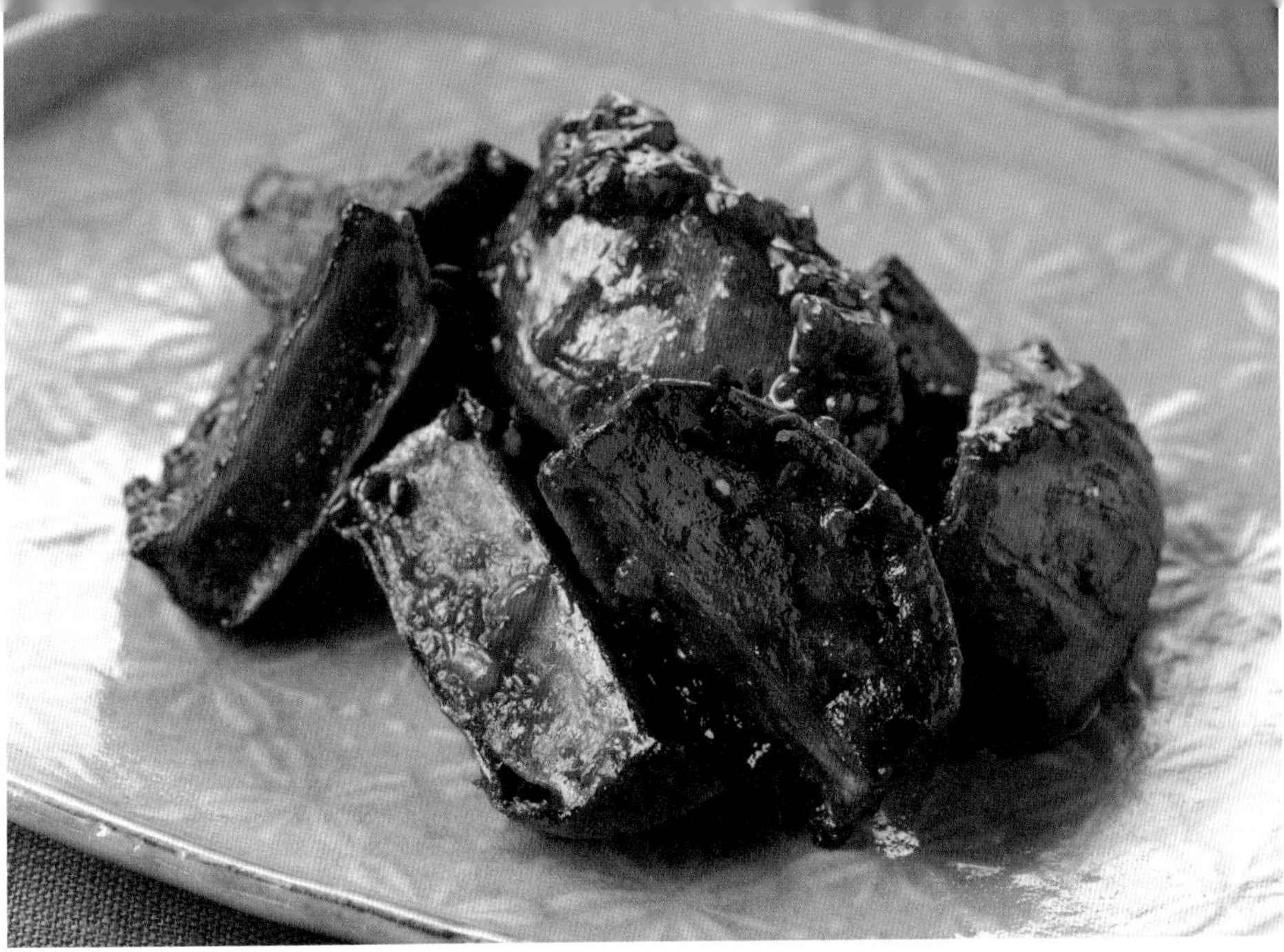

秋

スイーツ

黒糖大学いも

温

材料（2人分）

さつまいも（中）…… 1本

A
- 黒糖（粉）…… 大さじ1
- 塩麹 …… 大さじ½
- 甘麹 …… 大さじ1

黒炒りごま …… 適量

サラダ油 …… 大さじ2

作り方

① さつまいもはよく洗い、皮つきのまま乱切りにする。耐熱皿に入れてふんわりとラップをかけ、電子レンジ(600W)で5分加熱する。

② フライパンにサラダ油を熱し、水けをきった❶を入れてこんがりと焼く。

③ 鍋にAを入れて火にかけ、ふつふつと泡立ってきたら❷を加えてからめる。

④ 器に盛り、ごまをふる。

薬膳ポイント

黒糖の体を温める作用と、さつまいもの疲れた胃腸を整える作用により、疲労回復に効果を発揮します。

乾燥を防ぎ、「血」を作る！
心も体もポカポカに！

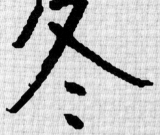

冬

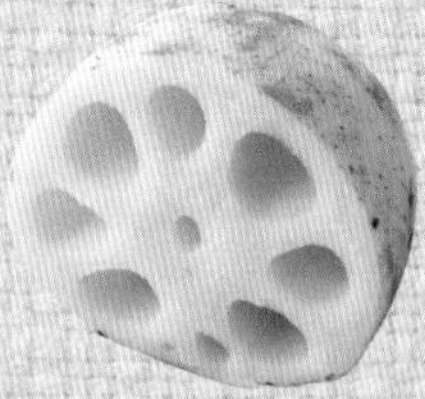

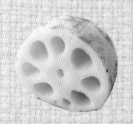

冬は春に向け、エネルギーを蓄える季節です。この時期に大事なのが、「腎」のケアです。腎には水分代謝、成長、発育を司る大事な役割があります。腎の働きが弱くなると、元気が出なくなったり、抜け毛が多くなったりと不調を招くので、この季節は鹹味（塩味）をとることで、「腎」を刺激し、エネルギーの流れを整えます。また気温も下がるので、にらやねぎ、しょうがやシナモンなど、体を温める食材を積極的にとりましょう。

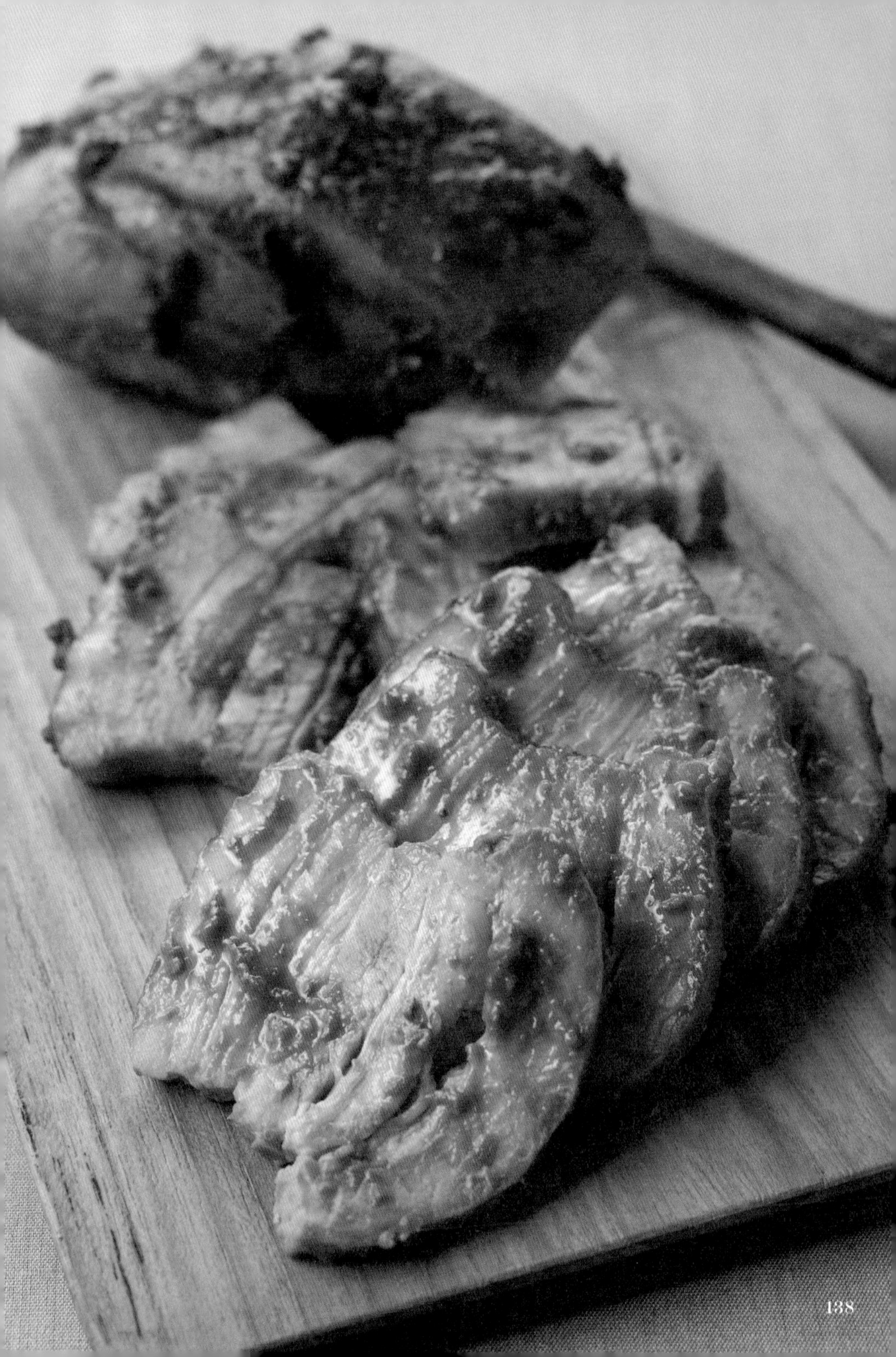

冬

みそ麹チャーシュー

主菜

温

材料（2人分）

豚バラかたまり肉 …. 400g

みそ麹 …. 大さじ3

作り方

①豚肉にみそ麹をまぶし、耐熱性のあるジッパーつき保存袋に入れて密閉する。

②炊飯器に❶を袋ごと入れ、かぶるぐらいの熱湯を加えて2時間保温する(※)。

③切り分けて器に盛り、袋に残ったたれをかける。

※炊飯器を使わない場合は、鍋にお湯を沸かして❶を袋ごと入れ、ごく弱火で2時間加熱する。

薬膳ポイント

豚肉は滋養強壮によい食材。体力が落ちやすい冬の健康維持に役立つほか、体にうるおいを与える働きもあるため、肌や髪を美しく保つアンチエイジング効果も期待できます。

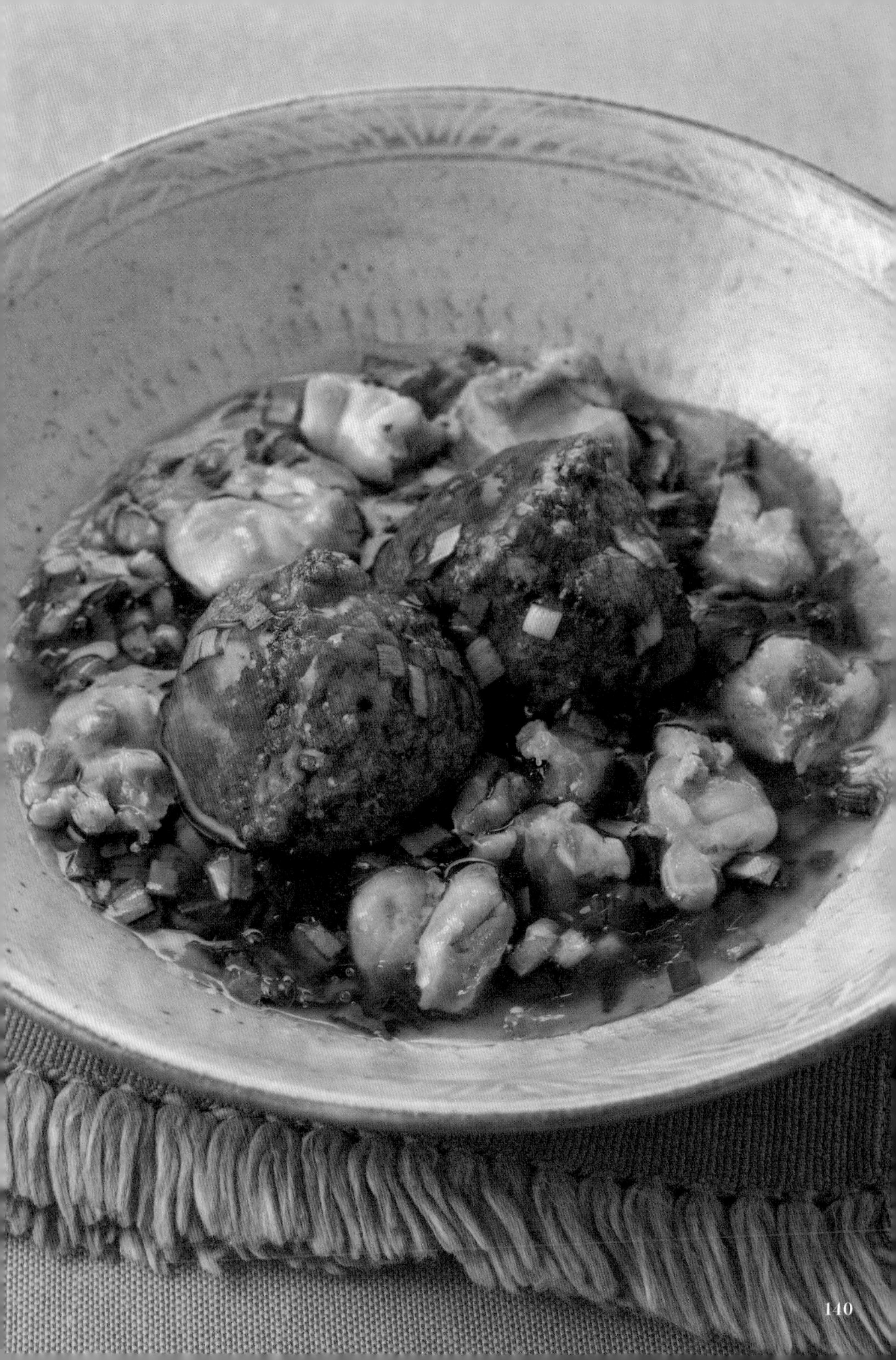

冬

主菜　平

鶏肉とれんこんだんごのにらあんかけ

材料（2人分）

鶏もも肉 …… ½枚
れんこん …… 100g
にら …… ½束

A
- 鶏ひき肉 …… 25g
- 片栗粉 …… 大さじ1
- 塩 …… 少々
- こしょう …… 少々
- しょうが（すりおろす） …… 適量

B
- めんつゆ（ストレートタイプ） …… 80mℓ
- 水 …… 80mℓ

片栗粉 …… 大さじ2
揚げ油 …… 適量

作り方

① れんこんは皮をむき、四つ割りにして15分ほど水にさらす。
② ❶をすりおろし、Aを加えてよく混ぜる。粘りけが出てきたら4等分して丸め、中温(170～180度)の油で揚げる。
③ 鶏肉は2cm角、にらは3cm長さに切り、Bで煮る。
④ 火が通ったら20ccほどの水で溶かした片栗粉を入れ、とろみがついたら❷を加える。

薬膳ポイント

冬は血流が悪くなりがち。血の巡りを整える作用のあるれんこん、体を芯から温める効果の高いにらを組み合わせた料理は、春に向けて体調を整えるのに役立ちます。

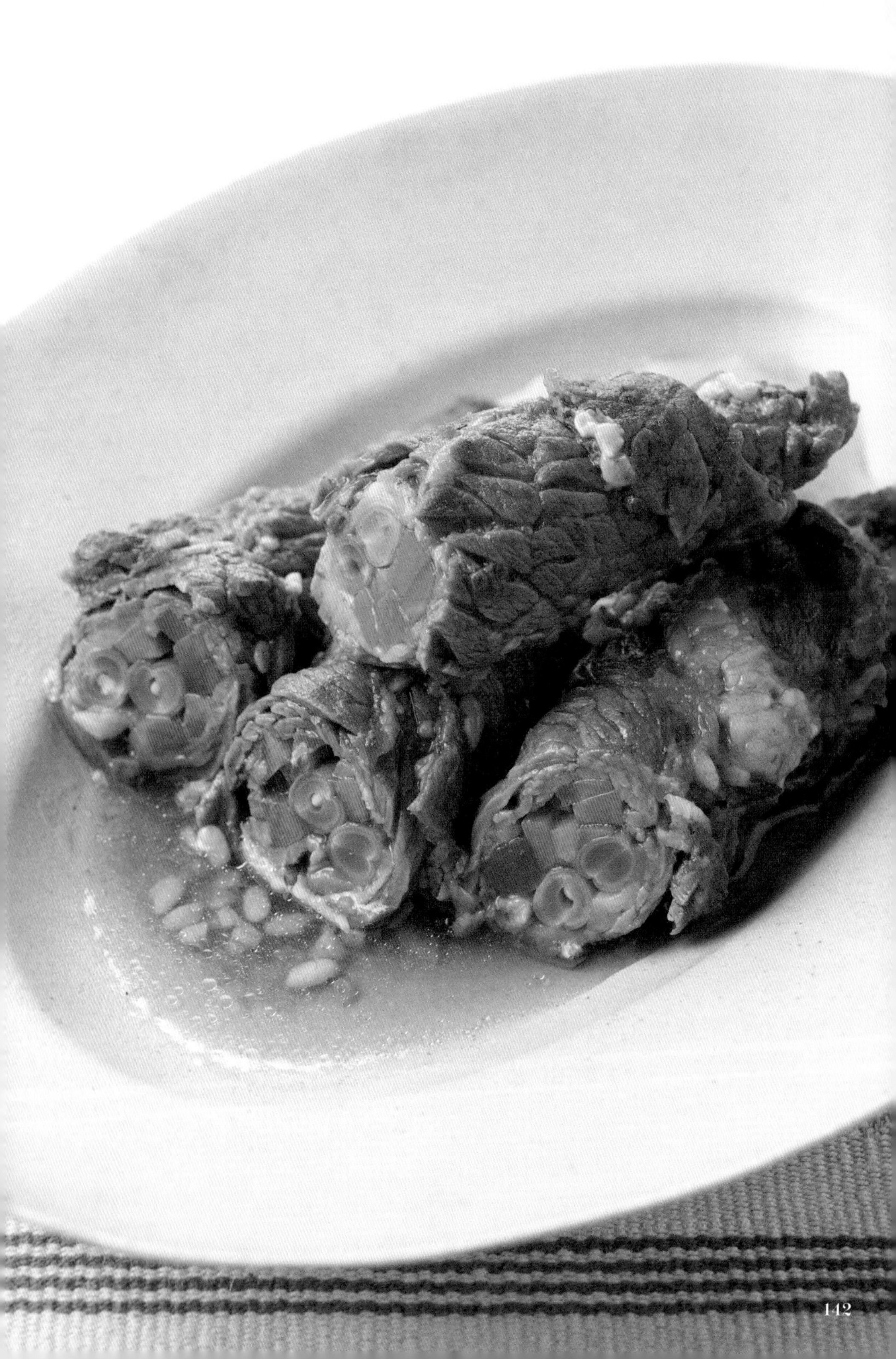

冬

主菜　温

にんじんとさやいんげんの牛肉巻き

材料（2人分）

にんじん …… ½本

さやいんげん …… 8本

牛すき焼き用肉 …… 4枚

A
- めんつゆ（ストレートタイプ） …… ¼カップ
- 水 …… ¼カップ
- 甘麹 …… 大さじ½

作り方

① にんじんは5㎝長さのせん切りにする。にんじんとさやいんげんをさっとゆで、あら熱をとる。

② 牛肉を広げ、にんじんの¼量とさやいんげん2本を巻く。

③ フライパンに、巻き終わりが下になるように❷を並べる。混ぜ合わせたAを加え、5分ほど煮る。

薬膳ポイント

にんじんは「血」を補い、さやいんげんは体の疲れをとります。体を温め、胃腸の働きを助ける牛肉と組み合わせることで、寒さに負けない元気な体をキープすることができます。

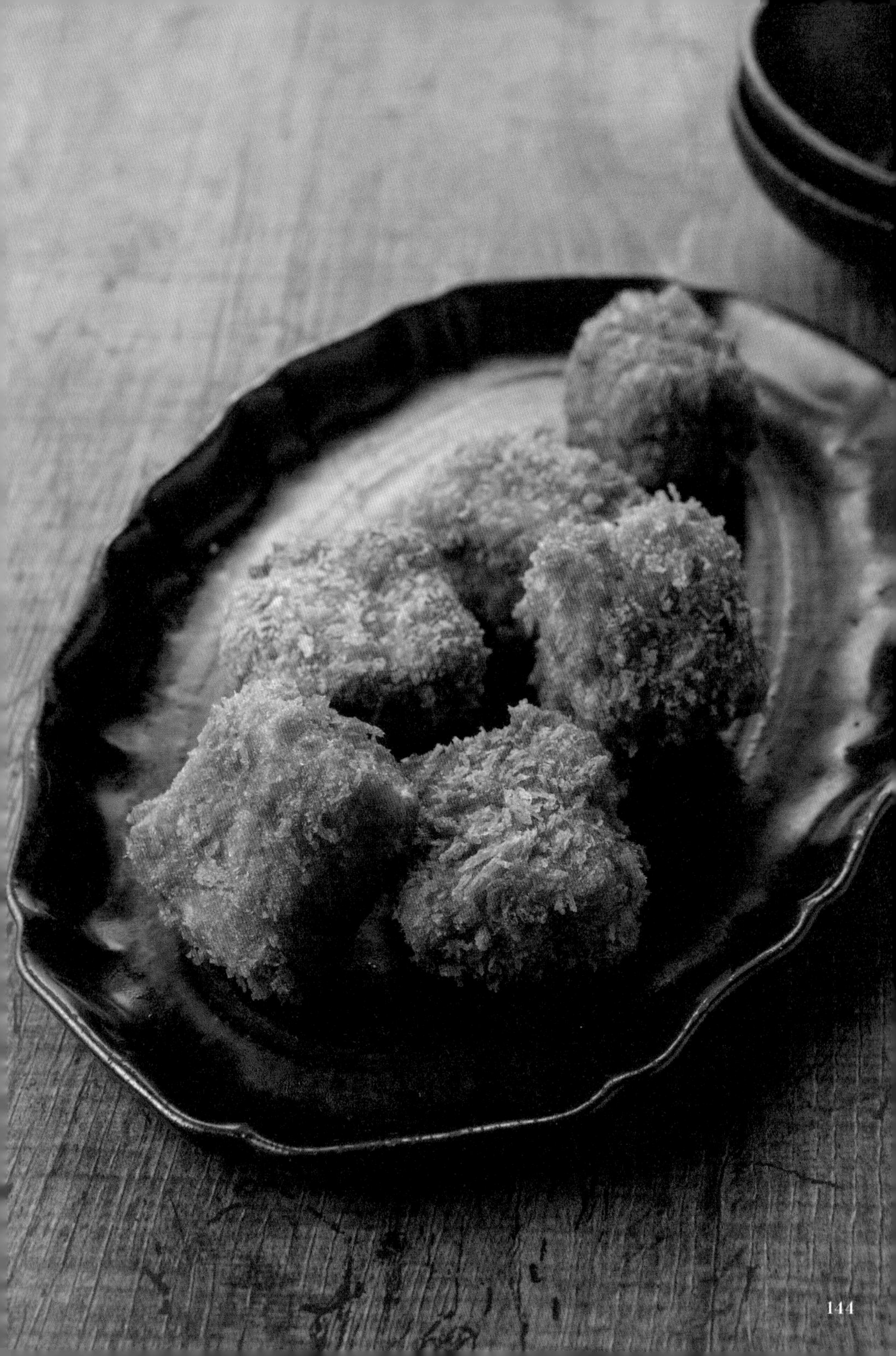

冬

主菜

平

高野豆腐のカレー風味揚げ

材料（2人分）

高野豆腐 …… 25g

A
- めんつゆ（ストレートタイプ）…… 120mℓ
- 水 …… 120mℓ

小麦粉、溶き卵、パン粉
…… 各適量

カレー粉 …… 少々

揚げ油 …… 適量

作り方

① 高野豆腐は水につけてもどし、水けをしぼってひと口大に切る。

② 鍋にAと❶を入れ、煮汁が半分ぐらいになるまで煮る。高野豆腐を網などの上に取り出し、汁けをきる。

③ ❷に、カレー粉を加えた小麦粉、溶き卵、パン粉の順にころもをつけ、中温（170～180度）の油で揚げる。

薬膳ポイント

高野豆腐は寒性の食材ですが、カレー粉と合わせることによって温性になり、体の冷えすぎを防ぎます。高野豆腐には体のうるおいを保つ作用もあるので乾燥肌などにも効果的です。

冬

副菜　温

キャベツと鮭、玉ねぎ、くるみのサラダ

材料（2人分）

キャベツ …… 1/8個
玉ねぎ …… 1/4個
生鮭 …… 1枚
くるみ（粗く刻む） …… 適量
A
- 玉ねぎ塩麹 …… 大さじ1
- オリーブオイル …… 大さじ1/2
- こしょう …… 少々
- レモン果汁 …… 小さじ1

サラダ油 …… 小さじ1

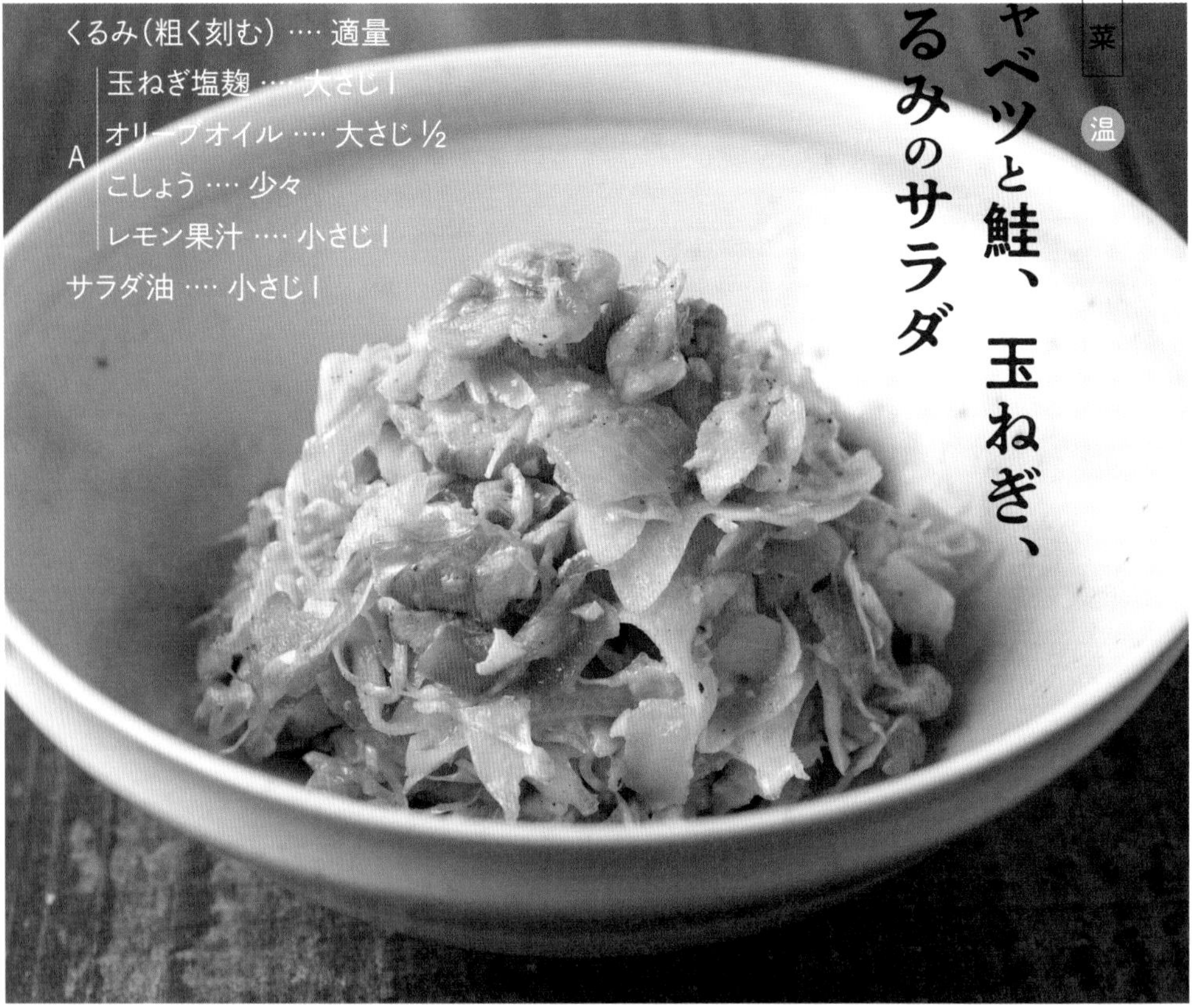

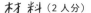

作り方

① キャベツはせん切り、玉ねぎは薄切りにする。鮭は皮を取り、あらく刻む。

② サラダ油を熱したフライパンで❶の玉ねぎを炒め、透き通ってきたら鮭を加えてほぐしながら炒める。

③ ❷に❶のキャベツを加えて混ぜ、器に盛る。くるみをちらし、混ぜ合わせたAをかける。

薬膳ポイント

消化を促進するキャベツ、体を温める鮭、気の流れを整える玉ねぎ。寒くて元気の出ない冬に食べたい組み合わせです。

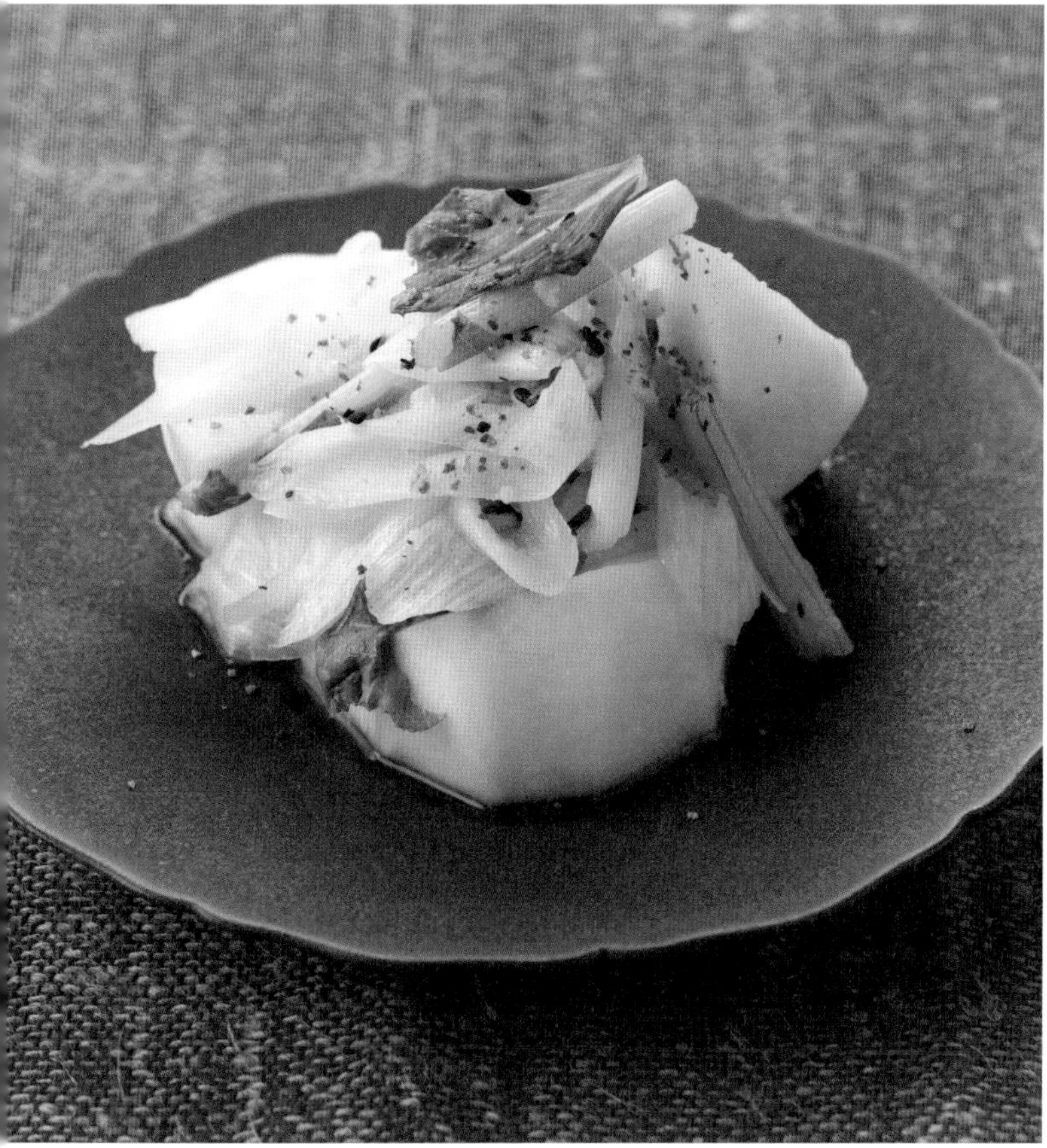

冬

副菜

平

長ねぎとかぶの麹あえ

作り方

① 長ねぎは斜め薄切りにし、かぶは八つ割りにする。かぶの葉は2㎝長さに切る。

② 鍋にお湯を沸かし、長ねぎ、かぶの葉、かぶの順に入れる。かぶを加えて30秒待ち、すべてザルに上げる。

③ 水けをきり、熱いうちに混ぜ合わせたAであえる。器に盛り、七味唐辛子をふる。

材料（2人分）

長ねぎ …． ½本

かぶ …． ½個

A 塩麹、甘麹 …． 各大さじ½

A ごま油 …． 小さじ1

七味唐辛子 …． 少々

薬膳ポイント

冬は気の巡りが悪くなり、体が冷えます。気の巡りをよくし、体を温める長ねぎと疲れた胃を保護するかぶの組み合わせで、寒い冬を元気に過ごせます。

冬

副菜

平

小松菜と油揚げの煮物

材料（2人分）

小松菜 …… ½束

油揚げ …… 1枚

A
- 甘麹 …… 大さじ½
- めんつゆ（ストレートタイプ）…… ⅓カップ
- 水 …… ⅓カップ

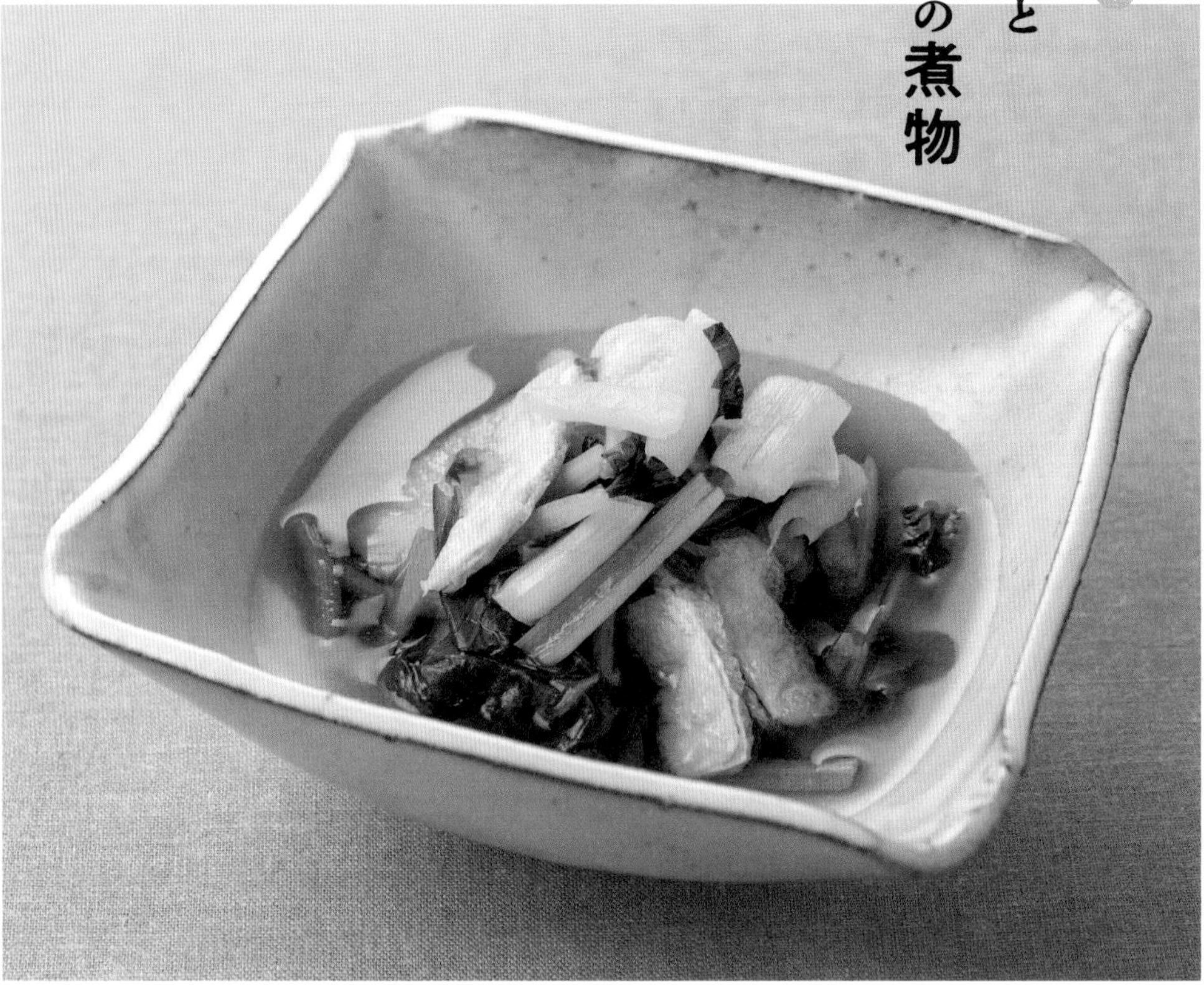

作り方

① 油揚げは4㎝長さの短冊切りにする。ザルに並べ、熱湯をかけて油抜きする。小松菜は3～4㎝長さに切る。

② 鍋にAを入れ、沸騰したら❶を加えて、好みのやわらかさになるまで煮る。

薬膳ポイント

小松菜は体を温めてうるおいを保ち、「血」を作ります。大豆（油揚げ）は体の疲れを癒やし、水分代謝を整えます。冬を元気に過ごすためにはうれしい組み合わせです。

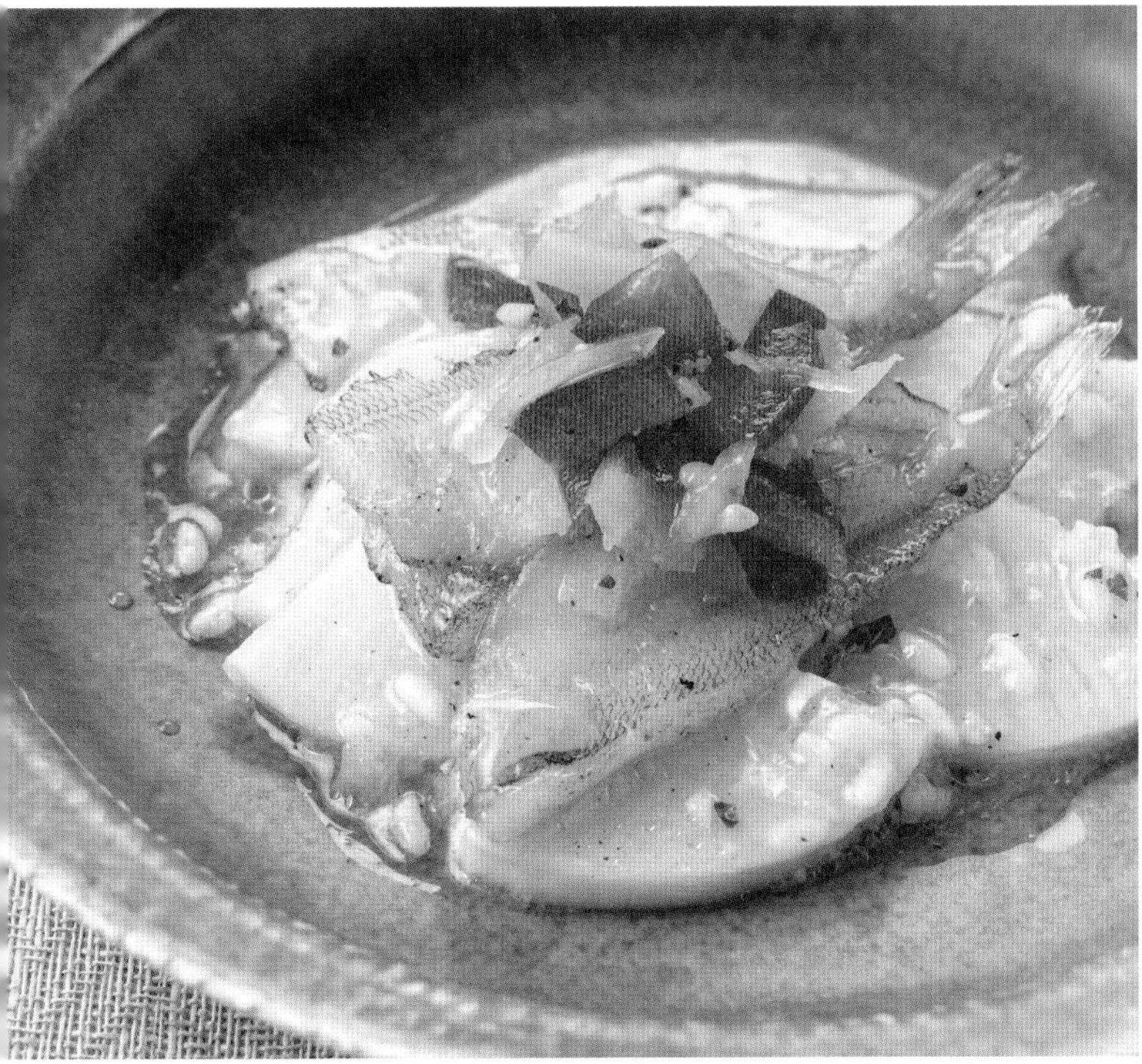

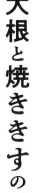

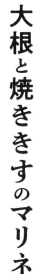

冬

副菜

涼

大根と焼ききすのマリネ

材料（2人分）

大根 …… 5cm
きす（開いたもの）…… 4枚
玉ねぎ …… ¼個
パプリカ（赤、黄）…… 各¼個

A	玉ねぎ塩麹　大さじ1と⅓
	甘麹 …… 小さじ2と½
	オリーブオイル …… 大さじ1と⅓
	レモン果汁 …… 小さじ1

オリーブオイル …… 適量

作り方

① オリーブオイルを熱したフライパンにきすを並べ、弱火にしてくずさないように両面を焼く。

② 玉ねぎは薄切りにし、水にさらす。大根は厚めのいちょう切り、パプリカは5mm角に切る。

③ 大根を器に並べ、❶をのせる。水けをしぼった玉ねぎとパプリカをのせ、混ぜ合わせたAをかける。食べる直前まで冷蔵庫で冷やしておく。

薬膳ポイント

きすには気の流れをよくし、体の疲れを癒やす効果があります。胃の働きを助ける大根との組み合わせは、冬の疲れや食欲不振に有効です。

冬

副菜

平

ほうれん草とにんじんのナムル

材料（2人分）

ほうれん草 …… ½束

にんじん …… ½本

A
- 塩麹 …… 大さじ½
- ごま油 …… 小さじ1
- こしょう …… 少々

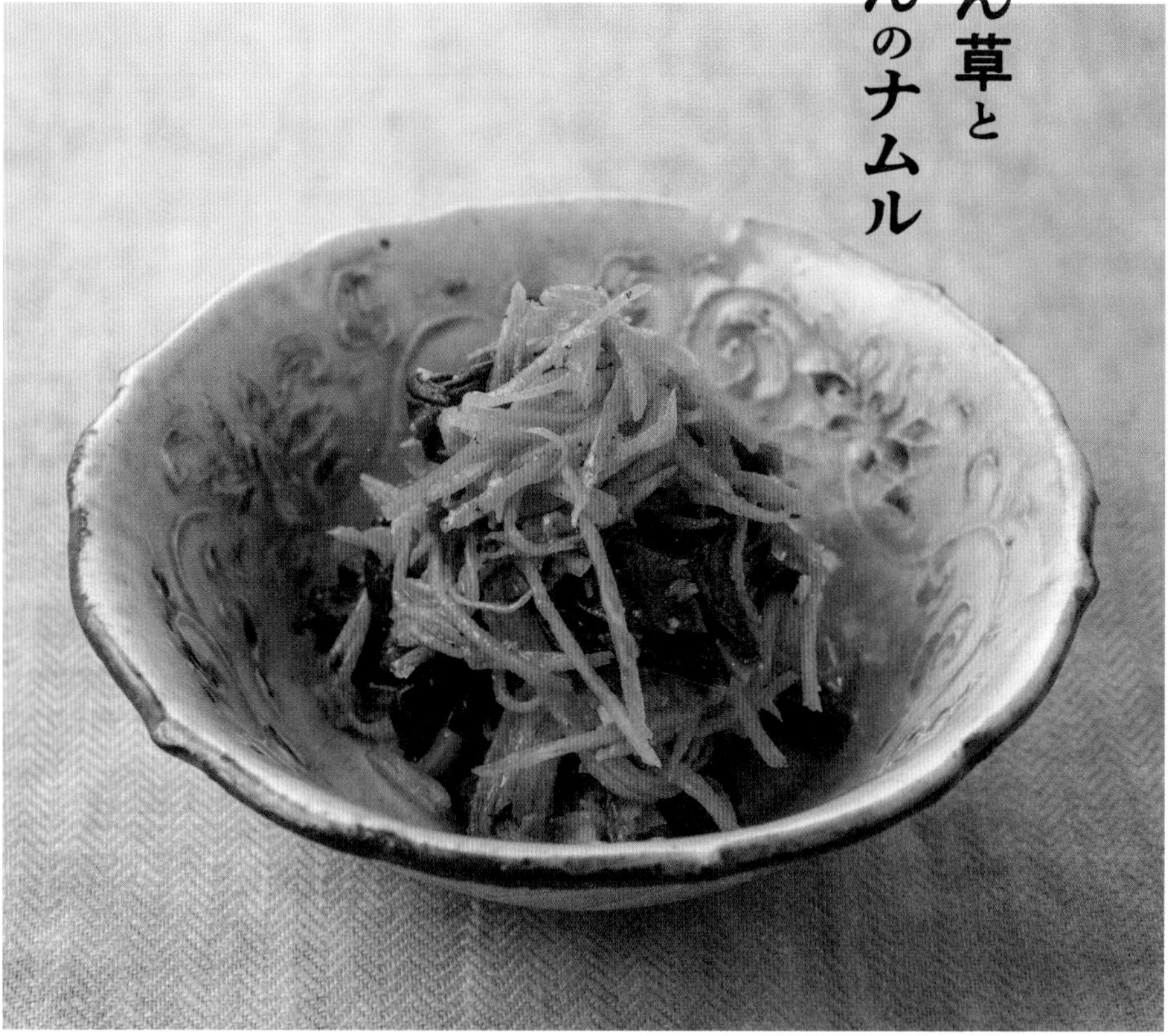

作り方

① ほうれん草はゆで、3～4cm長さに切る。にんじんは3～4cm長さの細いせん切りにする。

② ❶をボウルに入れ、混ぜ合わせたAであえる。

薬膳ポイント

寒い冬は、血行不良による肩こり、腰痛なども起きがちです。ほうれん草とにんじんは「血」を養う効果があり、合わせてとることで不調改善にも効果的です。

冬

副菜

温

塩麹豆腐のポテトサラダ

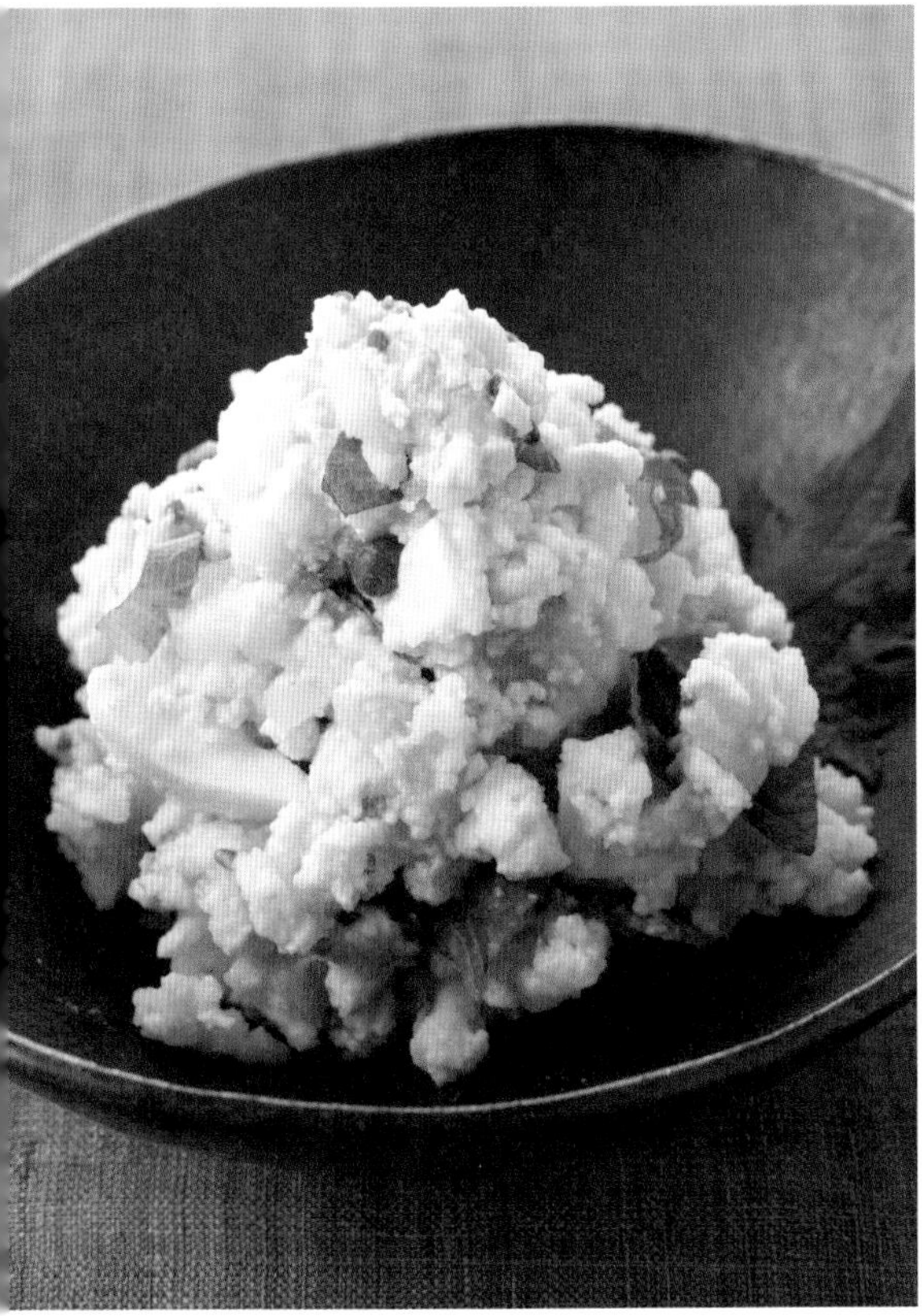

材料（作りやすい分量）

じゃがいも …… 2個
豆腐 …… ½丁（150g）

A
- 青じそ（4～5㎜角に切る）…… 2枚
- ピクルス（粗みじん切り）…… 大さじ2
- ケッパー（あれば・粗みじん切り）…… 10粒
- エシャレット（またはらっきょう・粗みじん切り）…… 2つ分
- ゆで卵（粗みじん切り）…… 1個分
- にんにく（すりおろす）…… 少々

塩麹 …… 大さじ1
粒マスタード …… 小さじ2
青じそ …… 適量

作り方

① 豆腐はキッチンペーパーで包んで耐熱皿にのせ、さらに耐熱皿などで重石をして、電子レンジ（600W）で5分加熱する。
② じゃがいもはざく切りにしてゆで、鍋でから炒りして水分を飛ばす。
③ ❶の豆腐の水けをふいてボウルに入れ、塩麹を加えてつぶしながら混ぜる。
④ ❷を粗くつぶし、❸とAを加えて混ぜる。粒マスタードを加えてさらに混ぜる。
⑤ 青じそとともに器に盛り、ちぎった青じそをちらす。

薬膳ポイント

豆腐とじゃがいもは体を冷やす食材ですが、粒マスタードや香草類を使うことで、温性になります。また、滞りがちな気の流れをよくします。

冬

主食

しょうがと山いものごはん

温

材料（作りやすい分量）

しょうが …… 1かけ

山いも …… 5㎝

米 …… 2合

A めんつゆ（ストレートタイプ） …… 90㎖

　水 …… 1と½カップ

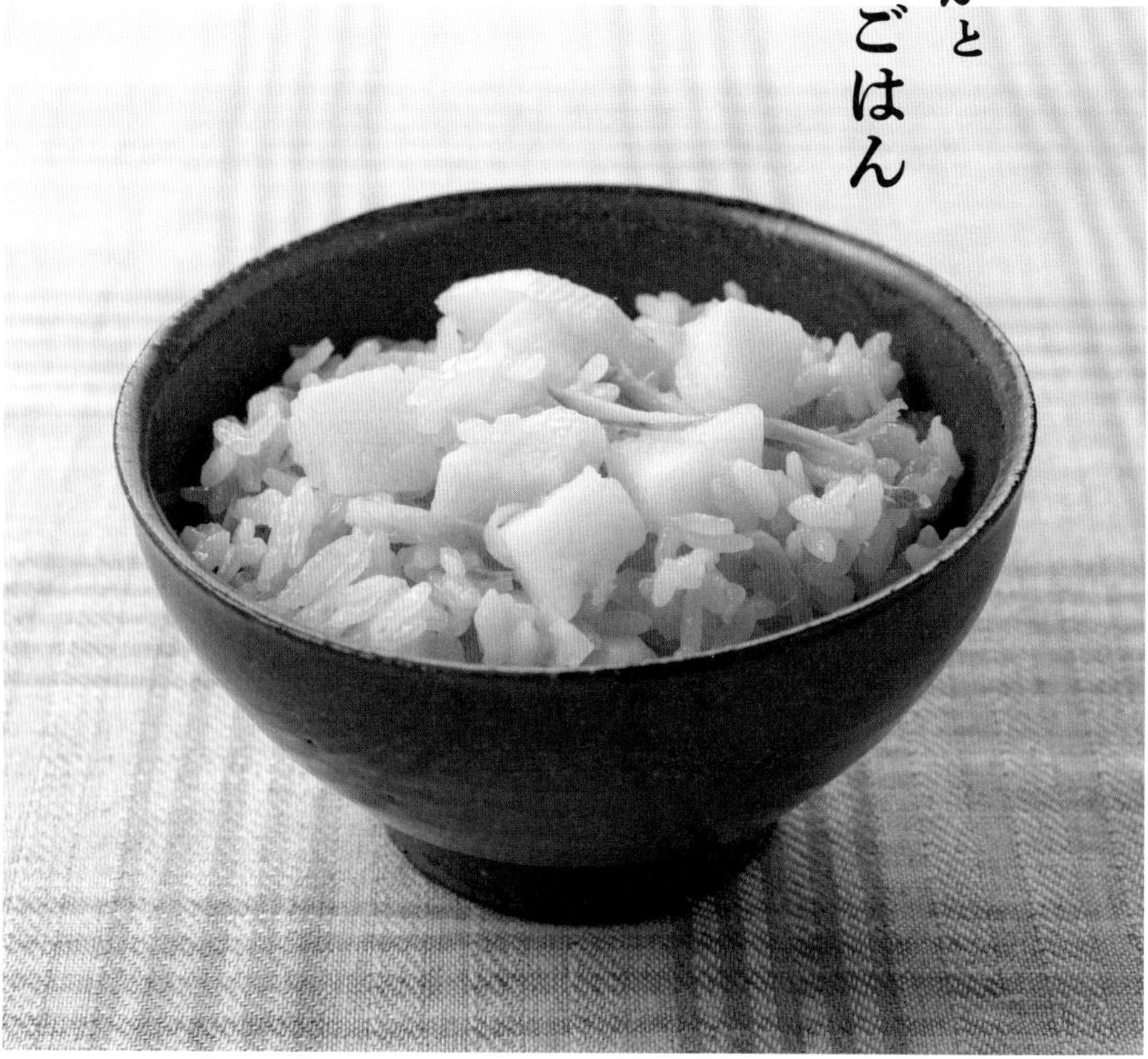

作り方

① しょうがは皮をむいてせん切りにし、山いもは2㎝角に切る。

② といで浸水させた米を炊飯器の内釜に入れ、Aと❶を加えて炊く。

薬膳ポイント

おなかの冷えにより、下痢や倦怠感などが現れやすい季節。しょうがの皮は体を冷やす作用があるので、冬は皮をむいて使います。山いもは腸を整える効果があります。

冬

酒粕チーズパスタ

主食　温

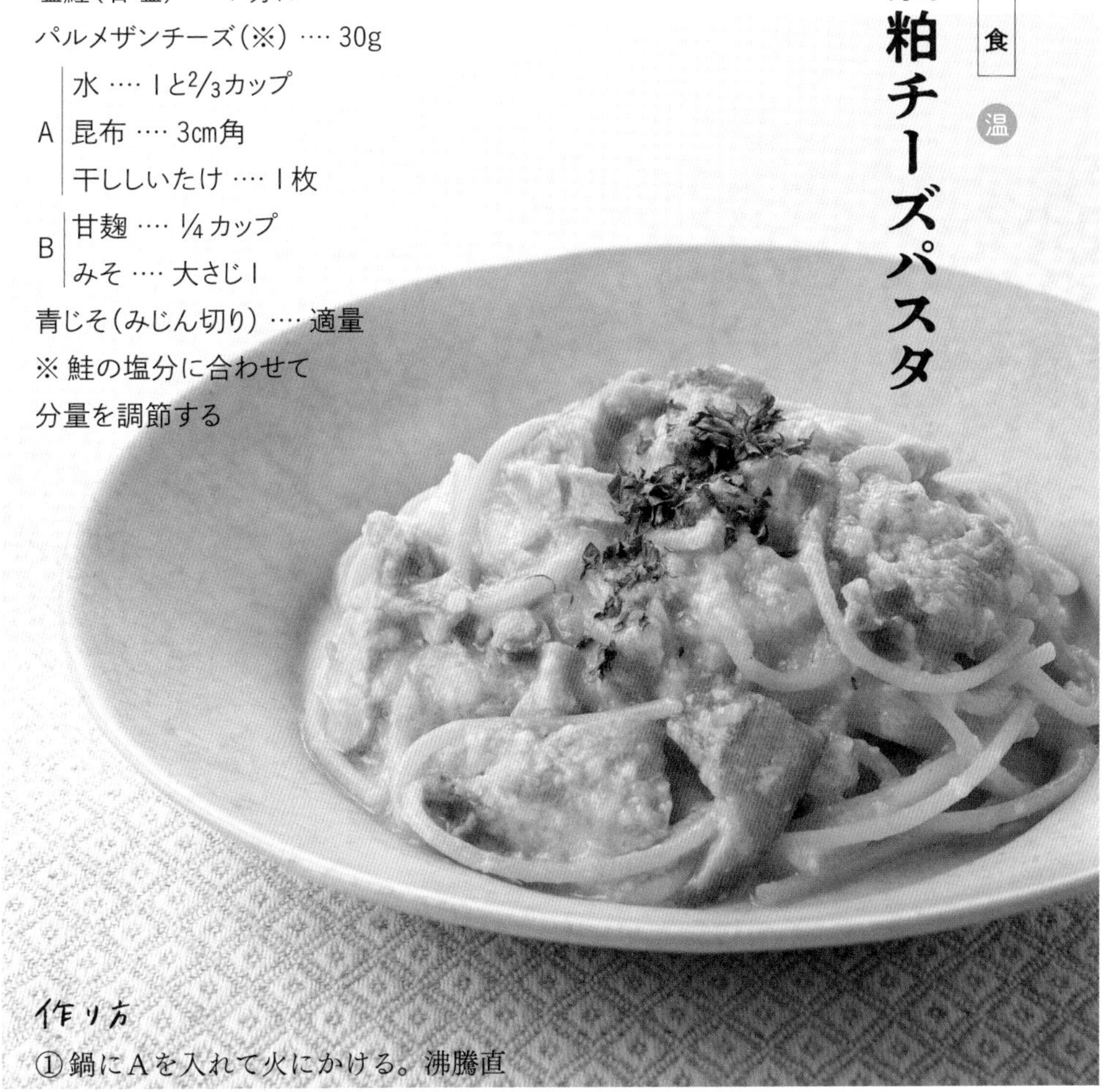

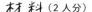

材料（2人分）

スパゲッティ …. 320g

酒粕 …. 50g

塩鮭（甘塩） …. 1切れ

パルメザンチーズ（※） …. 30g

A
- 水 …. 1と2/3カップ
- 昆布 …. 3cm角
- 干ししいたけ …. 1枚

B
- 甘麹 …. 1/4カップ
- みそ …. 大さじ1

青じそ（みじん切り） …. 適量

※鮭の塩分に合わせて分量を調節する

作り方

①鍋にAを入れて火にかける。沸騰直前に昆布としいたけを取り出し、酒粕を加えて溶かす。

②塩鮭は焼いて皮を取り除き、粗く刻んで❶に加える。

③❷にBとチーズを加え、弱火で煮る。

④ゆでたスパゲッティを❸に加えてからめ、器に盛って青じそをのせる。

薬膳ポイント

酒粕はアルコールを含む発酵薬膳食材です。鮭とともに体を温め、水の代謝を促進。働きの悪くなった腎を整え、美肌、美髪、便秘の解消にも役立ちます。

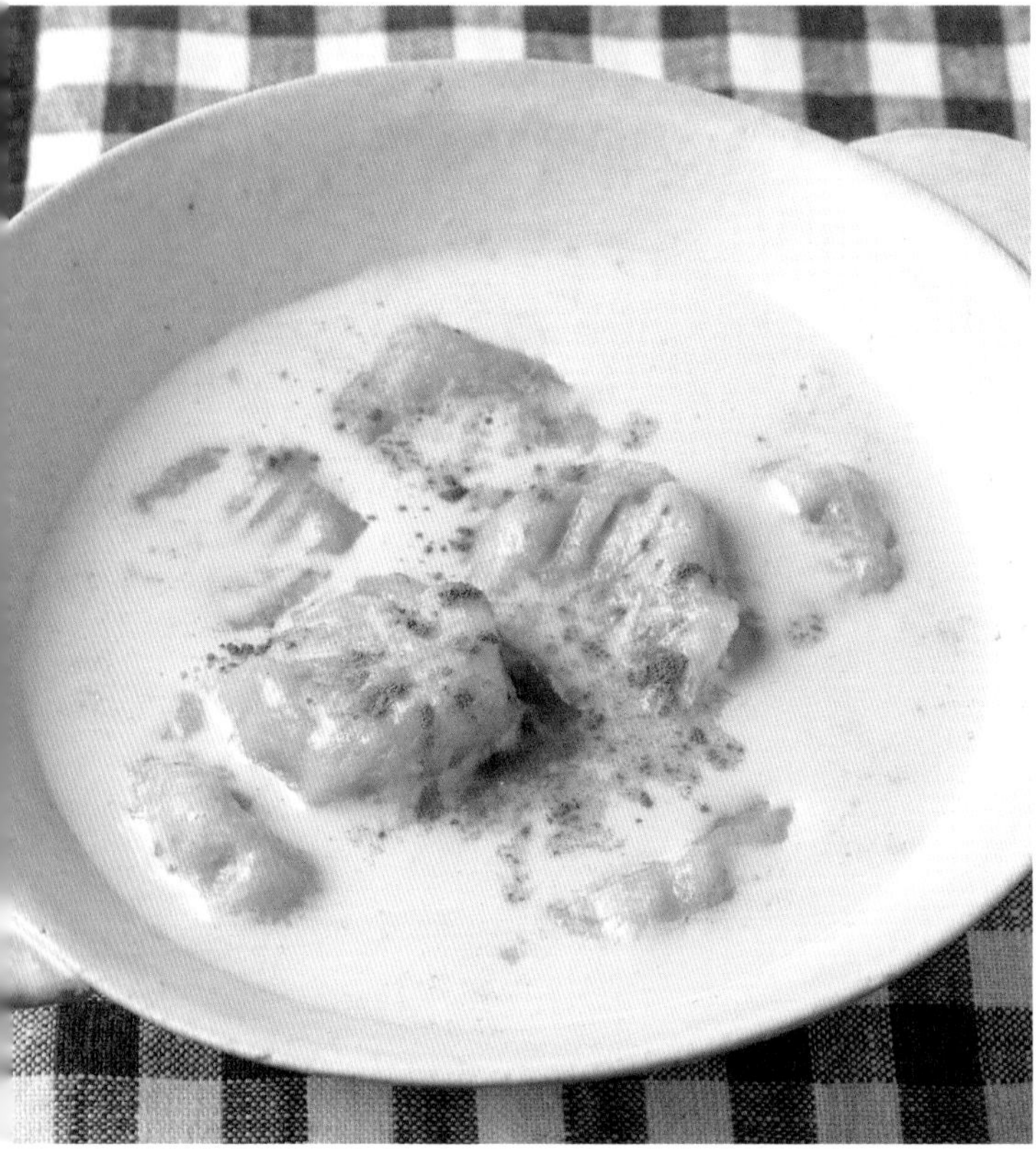

冬

スイーツ

温

さつまいもとシナモンの豆乳ニョッキ

材料（2人分）

さつまいも …. ½本

A
- 強力粉 …. 25g
- 塩 …. ひとつまみ

B
- 豆乳 …. 1と¼カップ
- はちみつ …. 大さじ1

塩麹 …. 小さじ⅙

シナモンパウダー …. 少々

薬膳ポイント

さつまいもは疲労回復、シナモンは血流をよくし、体を温めるのに役立ちます。はちみつを加えることで美肌効果も！

作り方

① さつまいもは皮をむき、小さく切ってゆでる。水けをきって熱いうちにAを加え、さつまいもをつぶしながら混ぜる。

② ❶を小さく丸めて中央を軽くくぼませ、熱湯でゆでる。

③ 小鍋にBを入れて温め、塩麹を加えて、はちみつを溶かす。❷を加えて軽く煮つめる。

④ 器に盛り、シナモンパウダーをふる。

冬

ドリンク

平

りんごの甘酒

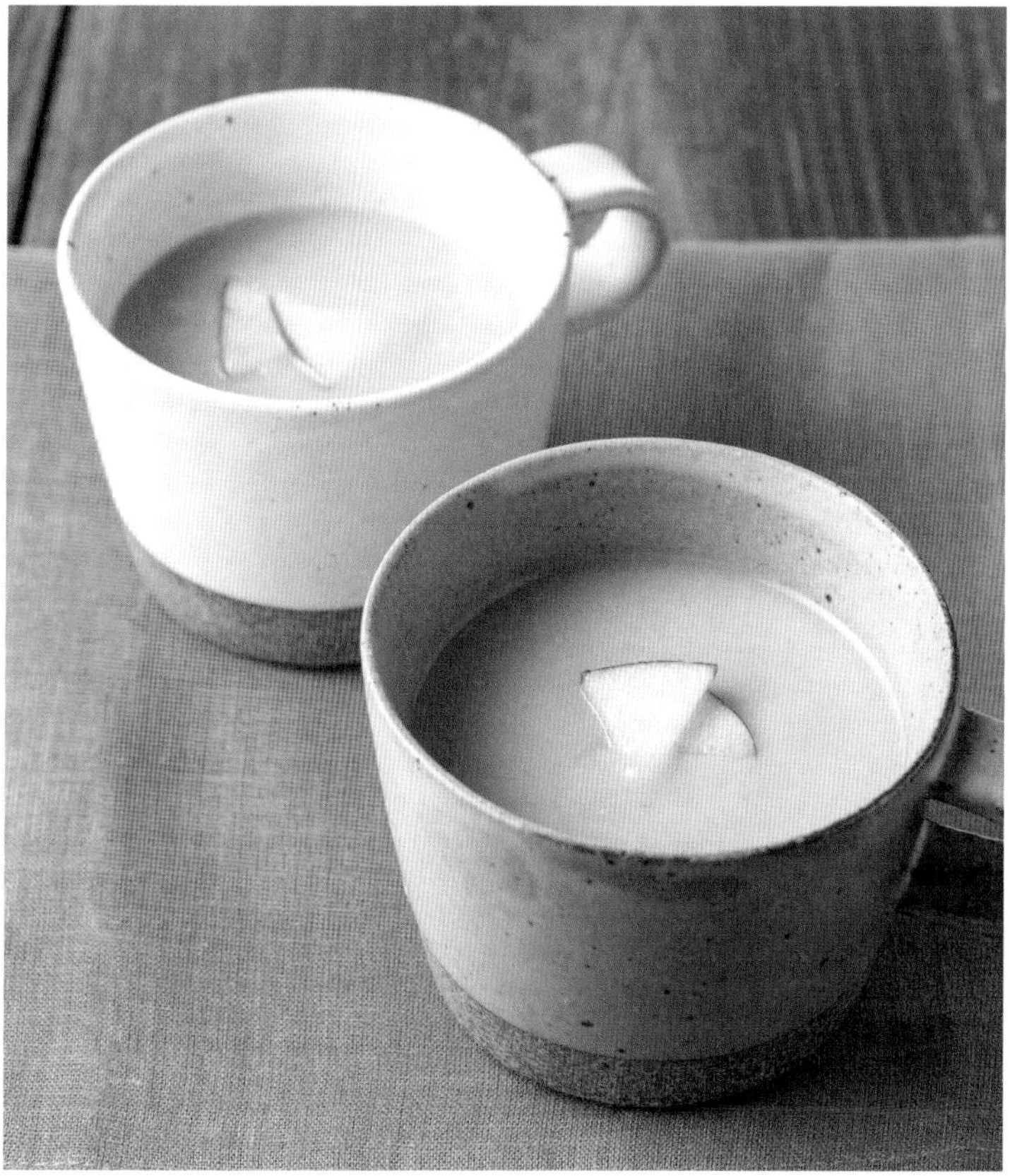

材料（作りやすい分量）

りんご …… 500g

米麹 …… 500g

水 …… 500cc

りんご（薄切り／飾り用）…… 適量

作り方

① りんごはよく洗って芯をとり、皮つきのまま小さめのざく切りにする。

② ❶と米麹と水を炊飯器の内釜に入れて混ぜ、6～8時間保温する。

③ 水やお湯で好みの濃さに薄め、カップに注いでりんごをのせる。

薬膳ポイント

「りんごが赤くなると医者が青くなる」という言葉もあるほど、栄養価の高いりんご。うるおいを保つ効果も高く、疲労回復効果の高い甘酒と合わせれば、冬を元気に過ごす一品になります。

本書使用食材一覧

(注)五性はどの文献を参考にしているかで異なる場合があります。

	五性・五味	五臓・五腑
野菜		
青じそ	温性・辛味	脾・肺
赤玉ねぎ	温性・辛味	脾・胃
エシャレット	温性・辛味	脾・肺・胃
枝豆	平性・甘味	脾・胃
オクラ	涼性・苦味	肝・肺
かぶ	平性・辛味	心・肺
乾姜	温性・甘味	心・脾
キャベツ	平性・甘味	腎
きゅうり	涼性・甘味	脾・胃
グリーンアスパラガス	微温性・甘味	肺・腎・胃
クレソン	微寒性・甘味	肝・肺
ゴーヤ	寒性・苦味	心・脾
小松菜	温性・辛味	肝・肺・胃
こんにゃく	寒性・辛味	脾・肺
ザーサイ(からしな)	温性・辛味	肺・胃
さつまいも	平性・甘味	脾・腎
さやいんげん	平性・甘味	脾・胃
さやえんどう	平性・甘味	脾・胃
しいたけ	平性・甘味	胃
ししとう	熱性・辛味	心・脾
じゃがいも	平性・甘味	胃
しょうが	微温性・辛味	脾・肺
ズッキーニ	寒性・甘味	肺・胃
せり	涼性・甘味	肝
セロリ	涼性・甘味	肺・胃
大根	涼性・辛味	肺・胃

玉ねぎ	涼性・辛味	脾・肺
唐辛子	温性・辛味	心・脾
豆苗	平性・甘味	脾・胃
とうもろこし	平性・甘味	肝・脾
トマト・ミニトマト	微寒性・甘味	肝・脾・胃
長ねぎ	温性・辛味	脾・胃
なす	涼性・甘味	脾・胃
にら	温性・辛味	肝・胃
にんじん	平性・甘味	脾・肺・胃
にんにく	温性・辛味	脾・胃
パセリ(オランダゼリ)	涼性・甘味	肺・胃
パプリカ	涼性・甘味	肺・胃
ブロッコリー	平性・甘味	脾・胃
ほうれん草	涼性・甘味	胃・大腸
水菜	涼性・辛味	肝・脾
みょうが	温性・辛味	肺
山いも	平性・甘味	脾・腎
らっきょう	温性・辛味	肺・胃
レタス	涼性・苦味	胃
れんこん	寒性・甘味	心・脾
肉		
鴨肉	涼性・甘味	脾・肺・胃
牛肉	平性・甘味	脾・胃
鶏肉	平性・甘味	脾・胃
豚肉	平性・甘味	脾・胃
魚介・魚介加工品、海藻類		
いか	平性・鹹味	肝・腎
えび	温性・甘味	肝・脾・腎

きす	温性・甘味	脾・腎
鮭	温性・甘味	脾・胃
さば	平性・甘味	脾・肺
すずき	平性・甘味	肝・脾・胃
ツナ（まぐろ）	温性・甘味	肝・脾
帆立	平性・甘味	肝・脾・胃
わかめ	寒性・鹹味	肝・腎・胃
くだもの		
いちご	涼性・甘味	胃
梅	平性・酸味	肝・脾
柿	寒性・甘味	心・肺
キウイ	寒性・甘味	腎・胃
グレープフルーツ	寒性・甘味	脾・胃
すいか	寒性・甘味	心・胃・膀胱
なし	涼性・甘味	肺・胃
バナナ	寒性・甘味　さ	胃
メロン	寒性・甘味	心・脾・胃・肺
桃	温性・甘味・酸味	肺・胃
りんご	涼性・甘味	脾・胃
レモン	平性 酸味	脾・胃
卵・豆・大豆製品		
卵	平性・甘味	心・脾・肺
油揚げ（大豆）	平性・甘味	脾・胃
大豆	平性・甘味	脾・胃
豆乳	平性・甘味	肺
豆腐・高野豆腐	寒性・甘味	脾・胃
乾物・薬膳食品		
金銀花	寒性・甘味	肺・胃

クコの実	平性・甘味	肝・腎
くるみ	温性・甘味	肺・腎
ごま(黒)	平性・甘味	肝・腎
ごま(白)	寒性・甘味	脾・肺
ジャスミン	温性・苦味	肝・脾
白きくらげ	平性・甘味	脾・肺
陳皮	温性・辛味	脾・肺
なつめ	温性・甘味	脾・胃
落花生	平性・甘味	脾・肺
緑豆	涼性・甘味	心・胃
穀物		
白米	平性・甘味	脾・胃
小麦	涼性・甘味	心・脾
そば粉	涼性・甘味	脾・胃
はと麦	涼性・甘味	脾・肺
調味料など		
クミン	熱性・辛味	肝
紅茶	温性・苦味	肺・胃
黒糖	温性・甘味	肝・脾
こしょう	熱性・辛味	胃
酒粕(酒)	温性・甘味・辛味	肝・心
シナモン	大熱・甘味	脾・腎
酢	温性・酸味	肝・胃
はちみつ	平性・甘味	脾・肺
ほうじ茶	涼性・甘味	心・肺・胃
マスタード	温性・辛味	脾・肺
みそ	平性・甘味	脾・胃

発酵《はつこう》×薬膳《やくぜん》
心《こころ》と体《からだ》をスッキリ整《ととの》える楽《らく》チンレシピ

著　者――大竹宗久（おおたけ・むねひさ）

発行者――押鐘太陽

発行所――株式会社三笠書房

〒102-0072 東京都千代田区飯田橋3-3-1
電話：(03)5226-5734（営業部）
：(03)5226-5731（編集部）
https://www.mikasashobo.co.jp

印　刷――誠宏印刷

製　本――若林製本工場

ISBN978-4-8379-2936-9 C0077